JN036305

血液内科
ナースの
はじめかた

配属されたときに
一番最初に読む本

著 渡邉純一
TMG あさか医療センター血液内科

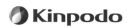

Kinpodo

緒言

　TMG あさか医療センター血液内科の渡邊です。

　この度は「血液内科ナースのはじめかた　配属されたときに一番最初に読む本」という本を執筆させていただく機会をいただきました。今までは医師を対象にした本や医学生を対象にした本を 4 冊執筆する機会をいただきました。今回は「血液内科病棟に初めて配属された看護師が最初に読んで、血液内科を理解し、病棟勤務にスムーズに入ることができる本」という目的で、初めて看護師さんを対象に書かせていただきました。

　私は看護師さんが患者さんに最も近い位置で医療を行っており、血液内科病棟の力は看護師さんのレベルで決まると思っております。医者も大事ですが、看護師さんが血液疾患や治療のことをしっかり理解されていれば、その治療の合併症で患者さんが亡くなるようなことは減らせると考えています。もちろん、病気そのものが治らなくて合併症の管理が難しいこともありますが、ともかく合併症も早期発見・早期治療を行うことが重要であり、そこには看護師さんの力が大きく影響してきます。医師よりも先に患者さんの異変に気がつくのは大概看護師さんです。

　看護師さんを対象としているので、細かい病態などは割愛しているところもあります。治療についても最低限の記載しかしておりません。血液内科にきた看護師さんが「このようなことに気をつけて看護をすればよい」とわかればと考えております。血液内科という分野がわかりにくく、怖い印象があるという看護師さんもいましたが、「理解できない・知らない」から怖いのであり、知ってしまえば大したことではありません。

　この本が血液内科病棟の看護師さんの役に立ち、それが患者さんの看護・診療にも反映されることを祈念しております。

TMG あさか医療センター血液内科
渡邊純一

目次 contents

9 出血・凝固系疾患 131

1

血液内科とは

☑ 血液内科とは、造血器悪性腫瘍、貧血性疾患、血小板減少症などの出血性疾患、血栓性疾患などを扱う診療科です。

☑ 造血器悪性腫瘍は**疾患の進行が固形癌より早く**、緊急の治療が必要なことが多くあります。

☑ 入院では、重度の好中球減少を伴う患者さん、もしくは抗癌剤治療、全身状態の悪い患者さんの、初期治療や合併症治療が主となります。

☑ **血液内科の抗癌剤治療において、看護師の気付きが非常に重要**です。

1 血液疾患の特徴

血液疾患では、白血球・赤血球・血小板が増えたり、減ったりしています。造血器悪性腫瘍では、何がどこで増えているかで病名が変わります（白血病、悪性リンパ腫、多発性骨髄腫など）。基本的には血球の動きを中心に考えればよいでしょう（図I）。

図I 血球の種類・増減と疾患・症状の関係

	赤血球	白血球	血小板
増加	多血症：血栓症 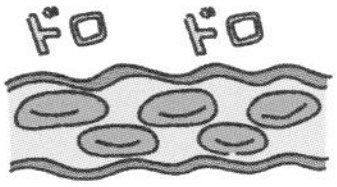	感染症など 腫瘍性：白血病など 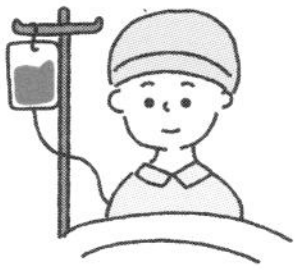	血栓症 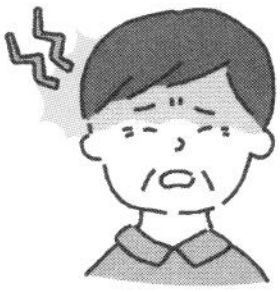
減少	貧血：動悸・息切れ 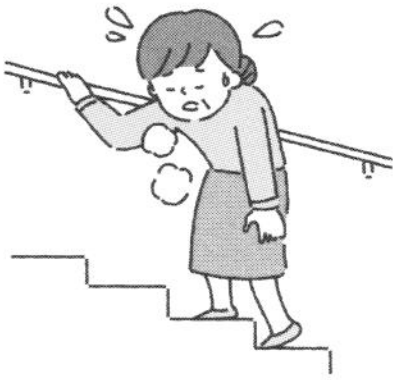	易感染：発熱・倦怠感 感染しやすく、重症化しやすい 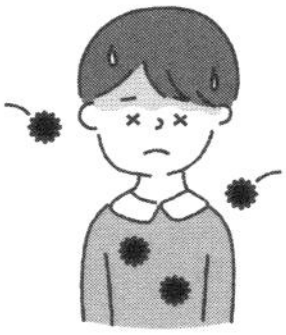	出血傾向 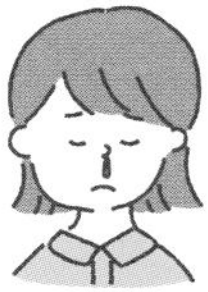

外来診療

外来診療でよい病状では、経過がゆっくりで、免疫（好中球数）が一定レベル維持されています。

骨髄異形成症候群などでは、好中球がなくても急激な回復は見込めないため、外来中心になります。

- 多血症や血小板増加は外来診療が主体。
- 悪性リンパ腫の標準治療や多発性骨髄腫の抗癌剤治療も外来が主体。
- 骨髄異形成症候群・中等症までの再生不良性貧血も外来がベース。
- 特発性（免疫性）血小板減少性紫斑病も基本は外来で対応。

■ 入院診療

　入院診療が必要な病状では、正常な免疫が低下しており、重症感染症が起きやすくなっています。また、出血傾向のため脳出血など致命的な出血の危険があります。さらに、合併症・疾患の進行のため全身状態が悪化していることもあります。

積極的な治療

- 急性白血病の寛解導入療法・地固め療法。
- 再生不良性貧血に対する抗胸腺細胞グロブリン（ATG）による治療。
- 同種造血幹細胞移植・自家末梢血幹細胞移植。

リスク回避

- 悪性リンパ腫や多発性骨髄腫の初発で強い症状があります。
- 腫瘍崩壊症候群など初期の合併症のリスクがあります。
- 出血傾向を伴う各種疾患、後天性血友病など。

図2 血液病棟の主な対象となる患者さん

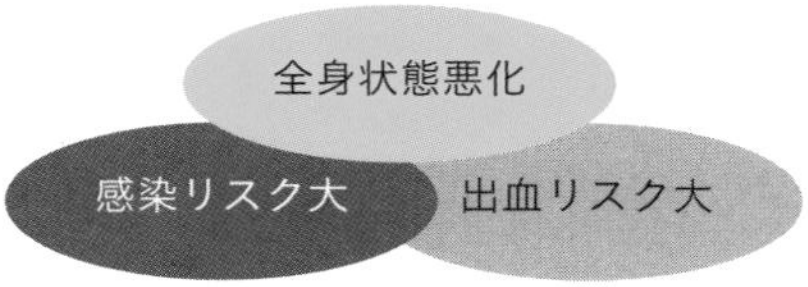

全身状態悪化

感染リスク大　　出血リスク大

2 看護師への期待

- 入院診療が必要な重篤な血液疾患の患者さんに対して、抗癌剤治療を中心に「患者さんにリスクを負わせる」治療を実施する →異変に早く気が付くことが非常に重要です。
- 看護師のレベルが高ければ、最も近い位置で患者さんの異変に早期に気が付き対応を開始することができます。
- 患者さんの救命・QOL の維持などは医師の実力も必要ですが、看護師の医療レベルが非常に重要となります。

■ 血液内科入院診療の特徴

肺炎の治療：抗菌薬、酸素投与、末梢点滴による栄養管理など
　　→基本的に患者さんに害を与える治療ではありません。
抗癌剤治療：副作用が強く、毒を以て毒を制する治療
　　→患者さんには起こりうる副作用、予測外の副作用・合併症などが
　　　生じます。

看護師は患者さんにもっとも近い立ち位置で医療を行います。
患者さんからの情報をもっとも多く受け取る重要な存在です。
少し調子が悪い、何か症状が新しく出た、そういうことに気が付く看護師であれば、急変する前に対処することができます。
→治療は順調に進む

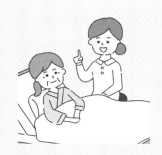

抗癌剤治療は患者さんに害を与える想定で治療を行うため、起こりうる有害事象に対応できることが大前提です。そのために看護師の協力が必要不可欠になります。

医師と看護師の違い

医師の診察

このタイミングでは「嘔気・嘔吐」のリスクが高い、好中球減少による発熱のリスクが高いなど、治療スケジュールにより起こりやすい合併症を知っています。

→知識があるため、患者さんの話と起こりやすい合併症を主体とした診察になります。

看護師の看護（に対する期待）

- 治療に伴う合併症などのことも知っているが、担当患者としてその時に起きたことを把握し、状況により即時報告します。
- 医師が想定していないこと、リスクは低めと考えていること、全く関係のない合併症など、看護師からの報告で無事に対応できるケースは多いです。

→医師から見ても安心できる看護師であり、そのような看護師が 1 人でもいれば、病棟全体のレベルアップにつながっていきます。

看護師からの連絡がなければ、医師が（明らかな）異常に気が付くまで患者さんは放置されます。

看護師のレベルは病院・病棟の医療レベルに大きく影響します。

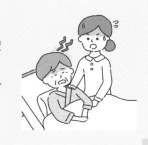

報告：発熱など必ず対応が必要なものを医師に伝えてください（上下関係ではないですが）。

連絡・相談：「抗癌剤治療中の患者さんが嘔吐しています。抗癌剤投与から1週間経過しています。**抗癌剤の有害事象として、タイミングが遅い気がするのですが、一度診察をお願いできませんか？**」などと相談します。

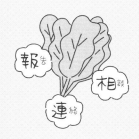

報告 連絡 相談

---

3 血液内科病棟の看護（基本）

- 他の病棟同様に vital sign を中心に、視診・問診が主体となります。
- 好中球減少がある患者さんでは「発熱」に対する対応が、他の疾患と全く異なることに注意。好中球がないと細菌を抑える能力はないので、あっという間に悪化します。
- 抗癌剤の経過・副作用の対応など知っておくべきことは多いです。
- 悪性疾患を告知された患者さんは、基本的に抑うつ状態になることが多いです。そのような患者さんにどう対応していくかも重要です。

■ 視診問診

Vital sign

意識レベルは？／全身状態（いつもと同じか？）／体温・血圧・脈拍・呼吸数・SpO_2
→抗癌剤は状況を悪くする薬
患者さんの**状態変化**に早く気付くことができるかが重要です。

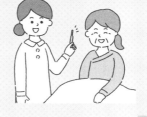

視診

医師は回診時にポイントになるところ以外は見ていないことがあります。
更衣の介助などで気が付いた点状出血・紫斑・皮疹、浮腫の出現など、**看護師が先に気が付くことも多い**です。

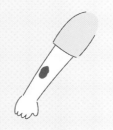

問診

医師が忙しそうで（もしくは声をかけにくくて）、**看護師だけが聞いている訴えも多い**です。
情報共有によりチーム医療は改善します。

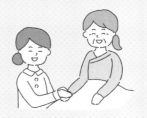

■ 治療の経過・副作用

抗癌剤投与・輸血中の注意点

抗癌剤投与中や輸血中の副作用もあり、特にアナフィラキシーなど重症なものもあります。

医師・看護師は連携して対応する必要がありますが、看護師は発症を素早く感知する力を持つ必要があります。

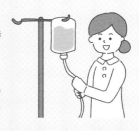

抗癌剤の副作用（初期、症状）

抗癌剤治療で吐き気・痺れなど様々な症状が出ます。医師は治療が継続できるか、薬が必要かなどの判断をしていますが、辛さなどに寄り添う時間を持っていません。

症状の強さ、実際にどう感じているか、看護師から情報共有を。

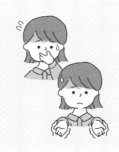

抗癌剤の副作用（骨髄抑制）

血液内科の抗癌剤治療は血液毒性が強いものが多いです。そのため発熱・感染症管理、輸血管理が重要です。患者さんの発熱・悪寒などの症状、貧血の症状など医師と情報共有しましょう。

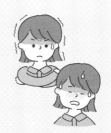

一番のポイントは、**発熱の対応が他の診療科と異なります。**

他の診療科では解熱剤で対応ということもありますが、血液内科では多くの場合、即座に**血液培養を採取し抗菌薬投与**が始まります。対応が遅いと……好中球がないのであっという**間に重症化**し、患者さんは亡くなってしまいます。肺炎すら起こせないまま、患者さんは細菌に負けてしまいます。

■ 抑うつ状態の把握

診断後の精神状態
悪性疾患の診断後、1ヶ月程度は抑うつ状態になると言います。血液疾患は進行の早さから、即入院・治療となることも珍しくなく、患者さんとどのように接するか、よく考える必要があります。

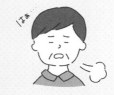

治療経過と合併症
抗癌剤治療・造血幹細胞移植など、各治療は典型的な臨床経過があります。どの時期にどのような合併症が出やすいか、医師も気をつけていますが、同様に看護師も起こりやすい合併症を知っておく必要があります（医師→看護師の情報共有）。

> ## まとめ
>
> 　典型的な治療経過を知っていたら、患者さんに何を聞いたらよいかわかります。また、聞かれた時に「どういう副作用が出やすい、何に気を付けてください」と答えることができます（医師も伝えると思いますが）。

2

血液病棟の看護

入院の目的は何でしょうか？

☑ 診断から寛解導入療法までの**初期治療**、地固め療法などの**継続治療**、**合併症**に対する治療なのか？　合併症は感染症なのか？　非感染性の合併症（GVHDなど）か？

治療の経過（外来・入院における抗癌剤治療）をある程度**予測できて**いますか？

☑ いつ頃、どのようなことが起きるのか？　それに気が付くために看護師として何に気を付けるべきか？　漫然とした看護ではなく、それぞれの患者さんで注意すべきことを共有できていますか？

1 診断から寛解導入療法（もしくは初回治療）

　急性白血病・悪性リンパ腫などの血液悪性腫瘍は進行速度も速く、重症化して見つかることも多くあります。固形癌などでは ADL が低下し、治療が難しい場合はそのまま緩和ケアの可能性があります。しかし、血液腫瘍は治療反応性が良く、治療によって急激な回復が期待できるため、状態に合わせた治療介入を行うことが多くなります。

　しかし、状態が悪ければ抗癌剤の副作用に耐えきれずに亡くなる患者さんもいます（治療関連死亡）。それをどのように抑えるかが医師・看護師をはじめとした医療従事者の役割です。

　骨髄腫や悪性リンパ腫で起きる脊髄の圧迫による対麻痺、高カルシウム血症やベンスジョンズ蛋白・悪性リンパ腫による腎後性腎不全といった急性腎不全などの障害や、重症感染症を伴った急性白血病のケースなど病初期は治療リスクが高くなっています。また、腫瘍崩壊症候群（→ 42 頁）や播種性血管内凝固などの治療早期に起きる合併症があります。

表1 疾患別の合併症と寛解導入療法の特徴

	急性白血病	悪性リンパ腫 多発性骨髄腫	再生不良性貧血 骨髄異形成症候群
初期・診断時の合併症	好中球減少による感染 血小板減少による出血 DIC による多臓器不全 腫瘍浸潤による症状	脊髄圧迫による対麻痺・急性腎不全などのoncology emergency 骨折、原疾患によるADL 低下	好中球減少による感染 血小板減少による出血
寛解導入療法の特徴	白血病が改善しないと好中球なども改善しないため、腫瘍死や感染死など死亡リスクが高い（寛解導入療法は死亡率 5%） 腫瘍崩壊症候群・DICなど腫瘍が多い場合の合併症	ADL が低下した患者さんでは治療関連死亡（早期死亡）のリスクが高い 腫瘍崩壊症候群などの合併症の可能性	白血病・悪性リンパ腫などと異なり、治療によりすぐに改善しないため、長期的な治療計画が必要 重症感染症を合併した場合は感染制御などを優先する

■ 入院の目的：診断～初回治療でまず確認すること

入院の目的、疑われている疾患は何ですか？
どのような治療を行う予定ですか？

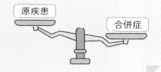

病状として緊急性の高いものがありますか？
緊急性の高い病状を改善するために、どの
ような治療が行われますか？　その治療は
原因となった疾患と同時に行われますか？

治療を進める上でどのような合併症が予測され、それについての対
策・注意点は何ですか？
治療法の臨床経過・合併症を理解していますか？
薬は何のために処方されているか理解していますか？

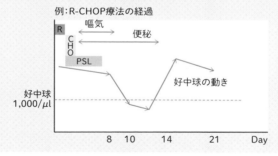

例：R-CHOP療法の経過

看護師としてどのようなことに注意をするべきで
しょうか？
例）急激な尿量減少→腫瘍崩壊症候群
　　鼻出血、下血→播種性血管内凝固
　　感染症による発熱、抗癌剤による嘔気、神
　経障害による痺れなど

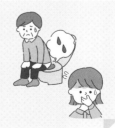

13

2 急性白血病の地固め療法・悪性リンパ腫の継続治療

　地固め療法や2コース目以降の化学療法を入院で行う場合は、予測通りの経過で診療が進むことが多くあります。この場合は「いつ頃」「どのような合併症が生じるか」を確認することが重要です。経過を把握し、予定・予測通りのことがどのタイミングで起きるか、予測外のことが起きていないかを看護師として把握する必要があります。

どのような**治療法**で、**いつ頃にどのような合併症が生じるのか**を把握しておきましょう。
例）
治療開始10日後くらいに白血球減少・血小板減少が進む
治療開始から1週間程度は吐き気が出る可能性がある　など

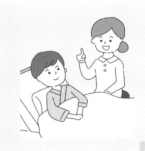

治療をスムーズに進めるため、看護師として**どのようなことに注意する**べきでしょうか？
- **多くの場合は発熱に対する対応**、その他の自覚症状の報告
- CHOP療法では回数を重ねるごとに神経障害が悪化します
- 稀に「予測外」のことが生じる場合もあり、その把握も重要です。

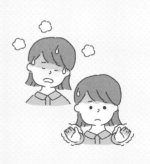

3 再生不良性貧血などの良性疾患、骨髄異形成症候群などの治療

- 再生不良性貧血・骨髄異形成症候群などは、**急激な好中球回復は認めません。**
- 外来診療をベースにする疾患が入院した目的は何でしょうか？
- 合併症治療が主体か？　初回治療が目的か？　緩和ケアか？
- 目的に合わせた看護を行う必要があります。

骨髄異形成症候群（MDS）・再生不良性貧血（AA）などでは好中球がなくても、急激な回復は見込めません。入院診療に関しては合併症治療が中心か、再生不良性貧血に対しての抗胸腺細胞グロブリン（ATG）併用の免疫抑制療法などがあります。アザシチジンの初回導入もありえますが、外来導入も可能です。

免疫性血小板減少性紫斑病（ITP）は、70％ではステロイドで急速に血小板が回復するため外来治療が主体です。血小板数１万未満では入院で治療を開始することもあります。

ATG に関しては**リンパ球だけでなく、好中球や血小板も治療初期に低下します。**どちらも急に病状が回復するわけではないので、合併症がある場合、通常は合併症を先に治療を行い、合併症から回復した後に原疾患の治療を開始することが多いです。

MDS は造血幹細胞移植以外では完治が期待できないため、多くの患者さんでは急激な改善は困難です。
AA も同様に、経過としては長期の経過となることが多いです。

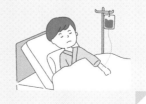

15

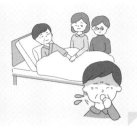

入院が必要になるのは「合併症の治療」か、入院が必要な「特殊な治療」を行う場合、もしくは緩和ケアなどが多いです。

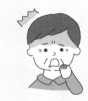

ITP は良性疾患ですが、造血は正常なため、血小板の破壊が抑えられると急速に血小板数が上昇します。
そのため血小板数が少ない場合は、出血コントロールがつくまで入院することがあります。

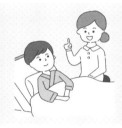

血小板輸血が必要な場合は、輸血間隔を把握するために入院することもありますが、この場合は短期入院が多いです。

まとめ

　患者さんが入院した目的を知り、治療の経過を知ることで、看護する上で重要ポイントがわかります。さらに患者さんの背景により、起きやすい合併症、注意すべき点が個別化されるため、それを共有してより良い看護を目指しましょう。

3

血液の基礎

☑ 血液には細胞成分である**血球**と液体成分である**血漿**が
あります。

☑ 血球には感染・腫瘍などに対する**抵抗力である白血球、
酸素を運搬する赤血球、止血を行う血小板**の3つに大
別されます。

☑ 血漿は止血に関わる**凝固因子**、アルブミン・抗体など
の蛋白質、電解質を含む液体成分です。

1 血球成分について

城（人の体）を守る兵隊（白血球）、兵糧
など運搬する荷駄隊（赤血球）、道などの
破損を修理する作業員（血小板）が活躍
します。
これらのうち、何かが足りなくなると城
を守ることができなくなります。

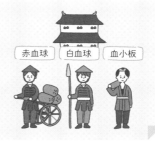

赤血球　白血球　血小板

血液には「血球」と「血漿」があります。

血球には白血球・赤血球・血小板の３つがあります。
血漿は液体成分：血漿蛋白（アルブミン、凝固因子）や電解質・熱
（体温）などを運びます。

　血液が流れなくなる（血栓症）のは兵糧攻めにあっている状態であ
り、臓器障害を引き起こします（脳梗塞、肺塞栓、心筋梗塞など）。

2 白血球の特徴

- 白血球には様々な種類があります。
- 細菌を主なターゲットとする好中球、単球、アレルギーなどに関与
  する好酸球など。
- 抗腫瘍免疫・抗ウイルス免疫などを担当するリンパ球。
- リンパ球には司令塔・調整役・直接攻撃役・間接攻撃役などがいて、
  体を守っています。

■ 白血球は免疫機能を担当する

免疫には自然免疫と獲得免疫があります。

自然免疫：自分ではない異物を認識し攻撃します。細菌感染に対する好中球・単球。

獲得免疫：侵入した特定の成分を認識し攻撃します。主にリンパ球が担当。

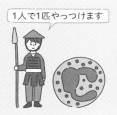

1人で1匹やっつけます

好中球
細菌をやっつける兵隊。数が大事で 500/μl を下回ると無菌管理が必要（カビ対策）。

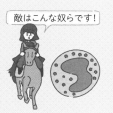

敵はこんな奴らです！

単球・マクロファージ
細菌などをやっつけます。好中球より強い。同時に情報をリンパ球など（獲得免疫）に伝える伝令の役割もあります。

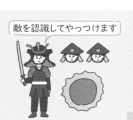

敵を認識してやっつけます

リンパ球
細菌・ウイルス感染や腫瘍に対抗。抗体産生・免疫の指揮官や調整役など。いろいろ存在します。

好酸球

アレルギーや寄生虫に対抗。1500/μl を超えると異常高値。アレルギー性疾患以外に悪性リンパ腫や一部の白血病でも上昇します。

アレルギーなどで活躍します！

CD4 リンパ球（ヘルパー T）

免疫の指揮官。CD4 が 200/μl 未満になると様々な日和見感染が増えます。

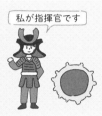

私が指揮官です

　血液成分として白血球数、特に好中球数は抵抗力として重要です。好中球 < 500/μl は無菌管理を行うレベルになります。また、好中球 < 500/μl で腋窩温 37.5℃を超えた場合は発熱性好中球減少症の診断基準を満たすため、抗菌薬治療が必要です。

図1　好中球と免疫

普通の免疫状態

この城（人間）は兵隊（白血球：好中球主体）が常時5000人で守っている。しかも敵が攻めてきたらすぐに20000人まで増やせる体制になっている。

白血病など
好中球減少の状態

この城は兵隊（好中球）が常時500人しかいないため、守りに抜けが多い（抵抗力が低い）。しかも敵が攻めてきても援軍を出す余裕もない。戦い（炎症）にならない（肺炎すら起こせない）。

CD8 リンパ球（細胞障害性 T 細胞）
ウイルス感染細胞や腫瘍細胞を直接障害し、
排除します。

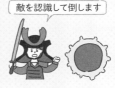

敵を認識して倒します

制御性 T 細胞
免疫の暴走を抑えます。自己免疫疾患など
で重要。成人 T 細胞白血病リンパ腫はこれ
が腫瘍化しています。

みんな落ち着いて

NK 細胞
自己を示す MHC Class I を出していないも
のをやっつけます。抗腫瘍免疫で重要。

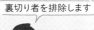

裏切り者を排除します

B 細胞（B リンパ球）
抗体産生に関わります。悪性化すると B 細
胞リンパ腫（など）。

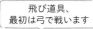

飛び道具、
最初は弓で戦います

形質細胞
B 細胞の最終分化段階。抗体で細菌・ウイ
ルスを除去。腫瘍化すると多発性骨髄腫。

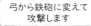

弓から鉄砲に変えて
攻撃します

図2 血清中の IgM、IgG 量の変化

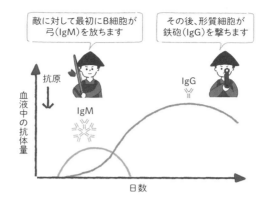

3 赤血球・血小板・凝固因子

- 赤血球は酸素・二酸化炭素の運搬を行い、**寿命は 120 日**と長くなっています。

- 血小板は**一次止血**に関与し、**寿命は 7 ～ 10 日**です。血小板減少では皮下の点状出血、口腔内出血などが目立つようになります。

- 凝固因子は**二次止血**に関与し、減少すると深部出血（関節内出血、筋肉内出血）が目立つようになります。

赤血球
酸素や二酸化炭素を運搬。少ないと貧血と言いますが、血液内科領域では Hb 10g/dl を目安にすることが多いです。

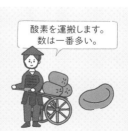

血小板

止血に最初に働きます。血小板がないと点状出血や鼻出血・口腔内出血が増えます。

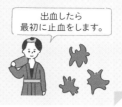

出血したら
最初に止血をします。

凝固因子

血小板が止血したところを補強します。凝固異常があると関節内出血や筋肉内出血が増えます。

血小板が止血したら、
補強します

止血・凝固カスケード（内因系・外因系）

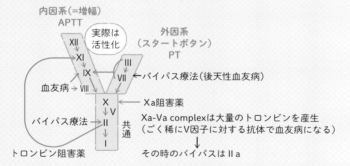

外因系はスタートボタン・内因系は増幅ボタン

ⅡとⅦがⅩを活性化させるより、ⅨがⅩを活性化させるほうが870倍多く、Totalとしては50倍以上の止血機能の差があります。

　造血不全などの慢性的な貧血に関してHb 7g/dlが赤血球輸血の適応で、この値は覚えておく必要があります。出血性貧血の場合は急速に低下するので、数値基準はありません。

　血小板数は抗癌剤治療中では血小板 1 万 /µl を目安に輸血を行い、造血不全などであれば血小板 0.5 万 /µl を目安とします。播種性血管内凝固など出血傾向のある場合は 3 〜 5 万 /µl を維持するように輸血します。

　凝固因子は PT INR 2.0、APTT 施設基準の 2 倍、フィブリノゲン<150mg/dl が FFP 輸血の基準とされます。

覚えておくべき数値

好中球 < 500/µl、Hb 7g/dl、PLT 1 万 /µl、PT INR 2.0、APTT 2 倍、フィブリノゲン < 150mg/dl

---

4　抗凝固系と線溶系

- 凝固系は血を固まらせるための機構ですが、抗凝固系は「血が固まらないように維持する」機構です。
- 線溶系は固まった血を溶かすための機構です。
- 薬の理解で必要なので少し触れます。

　体の中では「止血」する力が暴走しないように、「勝手に止血しないようにセーブ」している機能があります。それを「抗凝固系」と言います。

　抗凝固系にはヘパリン・トロンボモジュリンなどが関与します。播種性血管内凝固と言われる「凝固系が活性化し体内で血栓傾向となり、多臓器不全を起こしたり、出血傾向を起こしたりする」疾患で治療薬として使われます。

　凝固系が活性化したため、それを抑える「抗凝固系」を用います。

　血液内科では使用しませんが、時折「線溶系」を用いた治療が行われます。線溶系はできた血栓を溶かす機能になります。プラスミノゲンという物質をプラスミンという溶かす物質に変えるのですが、組織型プラスミノゲンアクティベーター（t-PA）製剤、u-PA製剤というものが「脳梗塞」などの治療で使用されます。

抗凝固系：DIC治療で重要。ヘパリンやトロンボモジュリン（リコモジュリンなど）。
線溶系：血栓治療で重要。t-PAやu-PAなどの血栓溶解剤。

---

5 造血幹細胞とは

- 造血幹細胞は白血球・赤血球・血小板に分化（成長）できる血液の大元の細胞。
- 抗癌剤治療における造血回復、造血不全疾患における治療の理解に重要。

　造血幹細胞などの分化の過程を完全に理解する必要はありませんが、知っておくと臨床現場のいろいろなことに気付きが生じます。
　例えば抗癌剤治療で血球が減り始めるまでの期間、回復するタイミングなどは血球の寿命と分化を理解するとわかりやすいです。
　他に知っておくべきこととして、顆粒球コロニー刺激因子（G-CSF）やエリスロポエチン（EPO）、トロンボポエチン（TPO）などのサイトカインがあります。

造血幹細胞

造血幹細胞は全ての血液の元になる
細胞です。具体的には**自分と同じも
のを作る自己複製能**と、**全ての血液
に成長する多分化能**を持ちます。
赤ちゃんと同じように、全ての血液
細胞に成長する可能性と血液の元が
なくならないようにコピーする能力
があります。成長に関しては**どのよ
うな刺激を受けて育つかで決まり**、

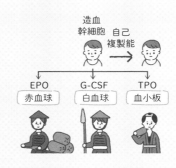

赤血球系に向かう時は EPO、顆粒球系に向かうなら G-CSF、血小板に向
かうなら TPO になります。
TPO は造血幹細胞の自己複製の刺激もあるため、再生不良性貧血の治療
でも用いられます。

赤血球（1週間）

赤血球は1個の赤芽球系前駆細胞（赤血球の
赤ちゃん）から**1週間**かけて 32 個の赤血球
になるとされています。
そのため鉄欠乏性貧血でも鉄剤内服により
改善傾向になるのは1週間後です。
抗癌剤治療後の回復は通常は治療を開始し
て2～3週間後に回復します。

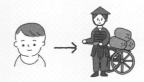

血小板

巨核球の成熟期間は不明ですが、**ボルテゾミ
ブのような血小板放出障害**の薬であれば、治
療をやめれば即座に上昇します。
普通の**抗癌剤で回復するのは通常は2～3
週間**とされ、好中球よりは遅いと考えられて
いますが、巨核球の分化増殖は顆粒球系より
遅いため、減少する程度も少ないです。

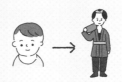

好中球（7 〜 14 日）

好中球は寿命 1 日、分化の平均は 11 日とさ
れますが、**1 週間から 2 週間程度**の時間をか
けて成熟します。
抗癌剤治療では G-SCF を用いて優先的に回
復させることが多いです。
CHOP 療法のようなシクロホスファミドと
ドキソルビシンの単発の有害事象の場合は、
好中球減少は 7 日目から始まり 2 週間まで
に回復します。
連続投与の場合は骨髄抑制をきたす薬剤の
最終投与から 2 週間までに回復することが
多いですが、治療の強さによります。

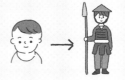

まとめ

　血液生理学の基本を押さえることで治療の経過や薬の作
用機序の理解が深まります。
　ここで記載した内容は覚えておくとよいと思います。

4

血液内科の検査

- ☑ 血液内科で行う検査には**骨髄穿刺・生検、リンパ節生検、腰椎穿刺**などの手技を伴うものと、フローサイトメトリーや染色体分析、遺伝子検査をはじめとする特殊検査があります。また、造血幹細胞移植におけるHLA 検査などもあります。

- ☑ 他に超音波検査・CT・MRI などの**画像検査**があります。

- ☑ それぞれの検査の目的がわかると何をしているかがイメージしやすいと思います。検査値についても理解するとよいでしょう。

1 骨髄穿刺・生検

骨髄穿刺・生検は造血組織である骨髄を調べることで「血球数の異常の原因を調べる（診断）」「悪性リンパ腫などの広がりの確認（病期診断）」のために行います。

図I　骨髄穿刺・生検の場所

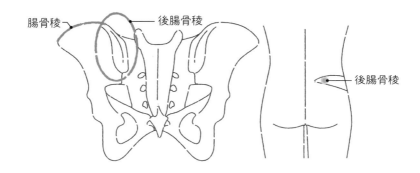

腸骨稜　　後腸骨稜　　後腸骨稜

■ 手技

①後腸骨稜を確認します（中央より外側、わかりにくかったら腸骨稜を追っていく）。

②穿刺部位を消毒・麻酔（最初に消毒をして、その後局所麻酔）。

③骨表面の麻酔を行い、骨膜の痛みがなくなったことを確認。

④麻酔が効いている部位を穿刺吸引、生検を実施（検体処理が必要ならば実施）。

⑤仰向けで30分（状況により60分）安静にし、止血を確認します。

確認ポイント

● 特発性（免疫性）血小板減少性紫斑病の場合は、多くの場合は止血可能（骨髄付近は血小板が多いため）ですが、DIC などの凝固異常がある場合は注意が必要です。

● 凝固異常に関しては止血困難になることがあるため、抗凝固薬を使用している場合は注意が必要です。

2 リンパ節生検

　悪性リンパ腫の診断のために実施する検査で、通常は 1.5cm 以上の球状・弾性硬のリンパ節で実施します。病理診断が重要ですが、診断の補助としてフローサイトメトリーを用います。また、診断のために染色体異常が重要な疾患も多く、この 3 つは最低でも提出することが多いです。

図2 生検したリンパ節の使いみち

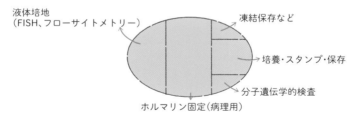

液体培地
（FISH、フローサイトメトリー）
凍結保存など
培養・スタンプ・保存
分子遺伝学的検査
ホルマリン固定（病理用）

■ いつ悪性リンパ腫と診断するか？

悪性リンパ腫を疑うのは次の時です。

① 1.5cm 以上

②鎖骨上窩リンパ節腫脹

③弾性硬・丸い

④無痛性

⑤年齢 40 歳以上

⑥全身性

⑦B 症状（発熱・盗汗・体重減少）の有無

びまん性大細胞型 B 細胞リンパ腫（DLBCL）
大型の異形リンパ球がびまん性に増殖しています。
悪性リンパ腫はどんな細胞（リンパ球）がどのように増えているか、広がっているかで診断されます。通常は細胞診では診断はつけられません。リンパ節生検で診断します。

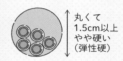

丸くて
1.5cm以上
やや硬い
（弾性硬）

3 腰椎穿刺

　急性白血病や悪性リンパ腫の中枢神経浸潤を診断するために実施します。治療としてメトトレキサートやシタラビン、ステロイドなどを腰椎穿刺の手技を用いて投与する「髄注」という治療法があります。

　血液内科では比較的実施することが多いので、介助の手順を学ぶ必要があります。

図3 腰椎穿刺の場所

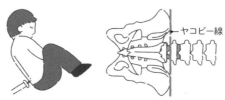

ヤコビー線

■ 手技

①患者さんは姿勢をとり、その姿勢で腸骨稜のライン（ヤコビー線）を確認します。

②腰椎の棘突起を確認し、穿刺部位を決定します。

③穿刺部位の消毒、局所麻酔を実施します。

④局所麻酔をしながら棘突起の先端部位を確認し、ルンバール針で穿刺を行います。

⑤髄腔内に達したら、髄液を採取します。必要であれば、その後髄注を行います。

検査方法・手技を理解して、介助できるようになりましょう。

4 フローサイトメトリー

一定の細胞集団がどのような特徴を持っているかを調べる検査です。よく「抗体医薬」の標的があるかを確認したりするのに使用されます。

基本的に「腫瘍性疾患」でなければわかりません。腫瘍性疾患の中でも「骨髄異形成症候群」「骨髄増殖性腫瘍」のように分化・成熟するタイプではわかりません。

急性白血病の診断、悪性リンパ腫・多発性骨髄腫の補助診断として使用します。骨髄穿刺やリンパ節生検で行うことが多いのですが、白血病や悪性リンパ腫の白血化では末梢血でも提出することがあります。

> 重要：表面抗原と抗癌剤
>
> **CD20** 陽性：B 細胞リンパ腫に対するリツキシマブ、オビヌツズマブ
>
> **CD33** 陽性：急性骨髄性白血病に対するゲムツズマブ　オゾガマイシン
>
> **CD30** 陽性：ホジキンリンパ腫、T 細胞リンパ腫に対するブレンツキシマブ　ベドチン
>
> **CD19** 陽性：急性リンパ性白血病などに対する CD19 に対する CAR-T
>
> **CD22** 陽性：急性リンパ性白血病に対するイノツズマブ　オゾガマイシン
>
> **CD79b** 陽性：再発難治 DLBCL に対するポラツズマブ　ベドチン
>
> など

　どの薬が何に対して使う薬剤かなど、知識だけは押さえておきましょう。

5　染色体分析、FISH 法、遺伝子検査

　全ての腫瘍はなんらかの遺伝子異常をきたして起きています。遺伝子が乗った船（染色体）がおかしくなっていることもありますし、染色体異常が予後に大きく関与するものもあります。

　染色体分析では増殖の早い腫瘍でないと異常の検知が困難です。それに対して染色体の特定の部位にひっつく目印を使って検査するものを FISH 法と言います。

　腫瘍によっては特定の遺伝子が発症に強く関わっているものがあり、診断基準にも入っています。治療法としてそのような遺伝子を抑える薬もあり、遺伝子と疾患についての理解もあるとよいでしょう。

染色体分析

染色体分析は遺伝子を載せる船（染色体）の大きさや形、数を見ます。CML特有のフィラデルフィア染色体は9番と22番がお互いに位置異常を起こしたものです。

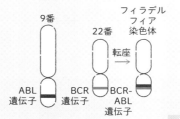

染色体分析の弱点

染色体は通常時は「核」の形で固まっているので判別できません。
分裂期に入ると染色体の形が判別できますが、増殖の早い腫瘍でないと分裂しないため検査できません（もしくは正常細胞の染色体ばかり確認することになります）。

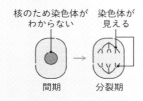

FISH 法

染色体の特定部位に結合する目印（赤色、緑色）を用いて、それが分断されたり結合したりするのを見て判断します。図は9番のABL遺伝子と22番のBCR遺伝子に目印をつけています。

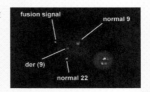

遺伝子検査

腫瘍の原因遺伝子や治療に関与する遺伝子を検査するもの。治療の効果判定に用いることもあります。
CML の BCR-ABL 融合遺伝子では PCR 法、リンパ系腫瘍に対するサザンブロット法など。

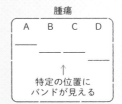

HLA 検査

ヒトの細胞には自分であることを示す旗（HLA Class I）と敵かどうかを確認する器（HLA Class II）があります。これにズレがあると敵と認識して攻撃します。造血幹細胞移植ではこの旗と器を合致させる必要があります。

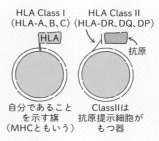

■ GVHD

　造血幹細胞移植では移植した細胞が患者さんを攻撃することがあり、それを移植片対宿主病（GVHD）と言います。例えばドナーの旗（HLA）は 2402 しかありませんが、患者さんの旗（HLA）が 0201 と異なる旗を持っていると、敵と認識してしまいます。

図4 GVHD のメカニズム

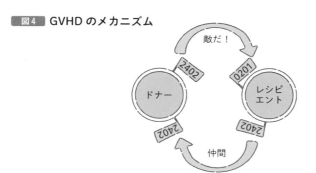

6 画像検査（超音波検査、CT、MRI、PET-CT）

　画像検査にも様々なものがありますが、血液内科でよく実施されるものは超音波（エコー）、CT、MRI、PET-CT です。

　それらの検査のオーダーがあった時に何を目的とした検査かを認識することで、患者さんの状況を把握することができ、看護にも有用と考えます。

■ 超音波検査（エコー）

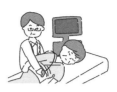

リアルタイムに見られること、小さな病変も見つけることが可能です。心臓超音波検査、腹部超音波のほか、血管・甲状腺、リンパ節、婦人科系などの検査が可能で、抗癌剤治療前の心機能評価などではよく使用します。それ以外にも循環血液量の評価や腹水、胸水などの評価、胸腔穿刺・腹腔穿刺などの処置では必須になります。

侵襲が低いこと（被曝すらない）が最大のメリットですが、術者の技能に結果が左右されます。

■ CT

比較的短時間に広範囲の詳細な画像評価ができます。腫瘤性病変（悪性リンパ腫など）の評価、低線量 CT による骨髄腫の骨病変評価、感染症の評価などに使います。

デメリットとして、一定より小さな病変は見つけにくい、被曝の問題などがあります。

■ MRI

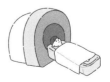

比較的時間はかかりますが、脳・筋肉などの評価、水分の多い臓器（胆管系など）が得意です。血液内科では中枢神経のリンパ腫や心臓のアミロイドーシス、再生不良性貧血の骨髄評価などで使用されます。磁気に影響するものは持ち込めないという欠点があります。

■ PET-CT

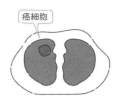

癌細胞

　FDG という糖と同様の動きをするものを投与し、腫瘍が糖分を強く取り込むことを利用して、どこにそれが集まるかで「質的評価」を行うことができるのが 1 番のポイントです。小さい病変でも FDG の集積があれば生きた腫瘍という評価になります。偽陽性などもあるので、評価は注意が必要です。

　リンパ腫の治療後の再評価では PET-CT のほうが造影 CT より優れており、通常は PET-CT で評価します。

　検査をするということは、必ず目的があり、その結果で次の行動が変わるはずです。余裕があれば「この検査は何を疑い、何を目的とし、その結果治療法がどう変わるのか？」ということを意識するとよいと思います。

7　各検査値について

　血液内科で重要な検査値がいくつかあります。

白血球

血液内科領域では、異常に多い場合は芽球などの腫瘍細胞がいることが多いです。その場合は腫瘍が減っていくか確認する必要があります。

逆に減っていく場合は感染リスクが上昇しています。好中球が 1000/μL を下回ると感染は増え始め、500/μL 未満で発熱した場合は緊急対応になります。

患者さんの好中球数については特にデータの推移を把握しましょう。

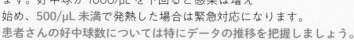

ヘモグロビン

ヘモグロビンは貧血の指標。血液内科では Hb 10g/dl 未満から治療対象にすることが多いです。
輸血の目安として Hb 7g/dl という値は覚えておくとよいでしょう。医師に輸血が必要かどうか確認することもできます。

血小板

血小板は止血機能であり、患者さんの出血リスクをどう見積もるかで輸血タイミングが変わります。抗癌剤治療中は血小板 1 万 /μl を維持するように輸血します。再生不良性貧血や骨髄異形成症候群の慢性的な輸血では血小板 0.5 万 /μl がトリガーになります。DIC など出血リスクが高い場合、3 〜 5 万 /μl は最低でも維持します。

■ リンパ腫マーカー

　悪性リンパ腫のマーカーとして使用されるのは、乳酸脱水素酵素（LDH）や可溶性インターロイキン 2 受容体（sIL-2R）です。

LDH（乳酸脱水素酵素）

LDH はブドウ糖をエネルギーに変換するための酵素で、ほぼ全ての細胞が持っています。血液腫瘍やビタミン B_{12} 欠乏性貧血、溶血性貧血などで増加します。血液内科ではよく確認されるデータの 1 つです。

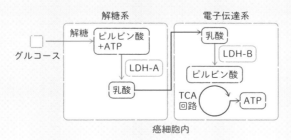

sIL-2R

リンパ球（主に T 細胞）の表面にある IL-2 受容体が酵素の力で血中に放出されたものを可溶性インターロイキン 2 受容体（sIL-2R）と言います。

炎症性疾患でも上昇しますし、リウマチ・アトピーなどでも上昇します。悪性リンパ腫でも上昇することがあり、その場合は腫瘍マーカーとして使用します。

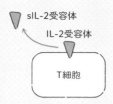

■ 免疫グロブリン・CD4 リンパ球

　IgG や IgA、IgM などは多発性骨髄腫や原発性マクログロブリン血症の腫瘍マーカーになります。

免疫グロブリン（IgG など）

免疫グロブリンは形質細胞などが作る抗体のことを言います。

抗体が関与した免疫を液性免疫と言いますが、IgG が低下していることは液性免疫が弱っていることを示しており、肺炎球菌性肺炎などの感染が増えます（ワクチンで予防するような感染が増えると思ってください）。

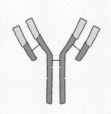

CD4 リンパ球と日和見感染

リンパ球のなかで免疫の司令塔とされます。一般的には 500/μl 以上あれば正常な免疫を保てますが、500/μl を下回ると帯状疱疹が、200/μl を下回るとニューモシスチス肺炎が……というように日和見感染が増えていきます。リンパ系腫瘍・骨髄腫、大量シタラビンを用いた治療では低下します。

(/μL)		
	500	帯状疱疹 結核 カポジ肉腫 悪性リンパ腫
C	200	
D		ニューモシスチス肺炎 カンジダ症
4	100	クリプトコッカス髄膜炎 トキソプラズマ脳症 サイトメガロウイルス 　　　髄膜炎
T		
リ		
ン		
パ		
球		
数	50	非結核性抗酸菌症 原発性脳リンパ腫

M 蛋白

形質細胞の腫瘍である多発性骨髄腫では、腫瘍細胞が産生する M 蛋白（腫瘍性免疫グロブリン）が治療の指標になります。BJP 型では尿蛋白、尿中 BJP が指標になります。他、遊離軽鎖の比率（κ／λ比）が腫瘍の治療効果判定に重要です。

IgG は半減期 21 日、IgA・IgM は 5 日前後ですが、軽鎖・BJP は速やかに低下します。

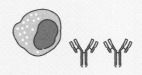

■ その他

　抗癌剤治療を開始する際に総ビリルビン値が 2mg/dl を超えると抗癌剤を減量する必要があります。腎機能も同様に抗癌剤を減量する必要が出てきます。

総ビリルビン・クレアチニン

抗癌剤の代謝・排泄が滞れば副作用が強く出ます。そのため、それぞれの薬剤で減量規定があります。多くは**総ビリルビン 2mg/dl、クレアチニンクリアランスで 50% 未満、30% 未満**などです。ビリルビンと腎機能は治療前に注意しましょう。

腎機能は腫瘍が壊れた後の排泄にも関与します。腎機能が悪い場合は**腫瘍崩壊症候群**にも注意！

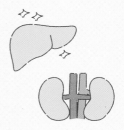

腫瘍崩壊症候群

急性白血病や悪性リンパ腫、最近では分子標的薬でも腫瘍崩壊症候群を起こすことがわかりました。

腫瘍が一気に壊れることで、腫瘍が壊れた後に出る産物が腎臓から排泄しきれずに急性腎不全を起こします。チェックするのは**尿量・体重**や**カリウム、リン、カルシウム**などの電解質、**尿酸値、クレアチニン**です。

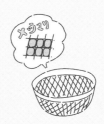

まとめ

　血液内科で実施される手技の介助や検査の意義について理解することは、病棟業務を行う上で重要です。

5

血液疾患の症状

☑ 血液疾患は**正常な造血が**できなくなり、白血球減少に関連した感染症、貧血、出血などの症状があります。

☑ 多血症や血小板増加症による**血栓症**、腫瘍系疾患による**腫瘍形成や発熱**などの症状、好酸球増加などによる掻痒感、過粘稠症候群による頭痛や視野異常などもあります。

☑ 症状を理解し、それが改善していくことを確認するのは看護師として重要です。

1 血球減少・免疫グロブリン減少に伴う症状

　白血球・赤血球・血小板が細胞成分である「血球」になります。白血球減少は基本的に「易感染」という状態になります。症状の多くは発熱が関与しますが、リンパ球減少による帯状疱疹・ニューモシスチス肺炎なども重要です。貧血の症状（労作時呼吸困難）、出血症状の特徴を抑えましょう。

発熱
好中球減少があると細菌感染・真菌感染が増加します。それに伴い悪寒・戦慄を伴う発熱（敗血症の状態）を起こす可能性があります。
好中球減少があると炎症が起きずに「発熱」だけしか症状がないこともあり、その場合は一気に細菌が血中まで入り込んでいるため緊急性が高くなります。

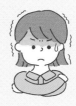

発熱・呼吸困難（肺炎）
リンパ球減少やIgGなどの免疫グロブリン減少で肺炎などの感染症は増加します。
多発性骨髄腫や慢性リンパ性白血病では肺炎の頻度が多くなります。

帯状疱疹
リンパ系腫瘍やそれに対する抗癌剤治療ではリンパ球減少が生じます。
予防にST合剤やアシクロビルを用いる疾患・治療がそれにあたりますが、予防していても帯状疱疹などが起きることもあります。

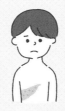

労作時呼吸困難

貧血の症状は主に労作時の呼吸困難です。慢性的に貧血が進む血液疾患では貧血が進むまで無症状なことも多いです。

今までできていたことができなくなった、もしくは息切れするようになった場合は貧血の症状の可能性があります。

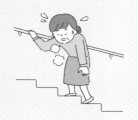

出血（点状出血・口腔内出血）

血小板減少が進み、血小板5万/μlを下回ると点状出血や口腔内出血が出現するようになります。

これらの出血が急速に増える場合は、血小板が急速に下がっていることもあるので注意が必要です。

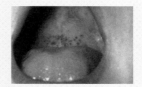

消化管出血、脳出血など

血小板数が1万/μlを下回ると生命に関わる大出血が起きやすくなってきます。

MDSなどで慢性的に血小板輸血をする場合のトリガー値は5000/μlとされるので、すぐに起きるわけではありませんが、注意が必要です。出血し始めると、血小板の消費が激しくなります。血小板輸血をしないと止血もできず、他部位からの出血が出現し死亡することになります。

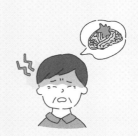

2 血球増加・免疫グロブリン増加による症状

　白血球増加に伴う症状は様々ですが、好酸球や好塩基球が増える慢性骨髄性白血病では全身の掻痒感や胃潰瘍（ヒスタミン増加による）が生じます。

　赤血球増加、血小板増加による症状は血栓症（脳梗塞など）や血流障害による頭痛・頭重感などがあります。血小板が増えすぎると von willebrand 因子欠乏により出血が増えます。

　腫瘍性の白血球増加（急性白血病など）については臓器浸潤による症状（肺であれば呼吸困難、肝臓であれば肝機能低下や肝腫大による圧迫感、脾腫による圧迫感、腹部膨満など）と正常血球減少による症状が出ます。

全身掻痒感
掻痒感の鑑別疾患の中に骨髄増殖性腫瘍や悪性リンパ腫などがあります。
治療開始後に症状が改善した場合は疾患によるものだったとわかります。
軽微な症状として看護師だけが聞いていることもありますので、カルテ記載などをしておくとよいでしょう。

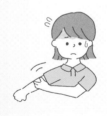

血栓症・血流障害
多血症や血小板増加では血栓症が増えます。
脳梗塞などが起きて発見されることもあります。本来は起こさないように気をつけるべきですが、軽微な症状（手のしびれ、運動障害など）のうちに発見することも重要です。

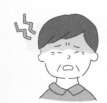

出血症状

von willbrand 因子欠乏による出血傾向はあ
まり多いものではありませんが、発症が出
血のこともあります。過去に腹壁動脈破
裂・肋間動脈破裂を発症した本態性血小板
血症の患者さんがいました（それぞれ1人）。
稀に血小板増加でも出血症状があります。

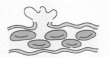

過粘稠症候群

免疫グロブリン過剰による症状で、IgM が
4000mg/dl を超えると起こすことが多いで
す。頭痛や霧視、鼻出血などのほか、心不全
や痙攣などをおこすこともあります。
時折、血漿交換などを必要とすることがあり
ます。原発性マクログロブリン血症では貧
血などがなく、過粘稠症候群の症状が治療開
始の決め手になることもあります。

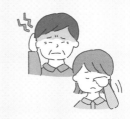

3　腫瘍性疾患による症状

悪性リンパ腫ではどこに腫瘤があるかで症状が変わります。

- 多発性骨髄腫の CRAB 症状（詳細は 123 頁参照）、アミロイドーシス
  による症状など
- 緊急性の高い腫瘍崩壊症候群（治療関連・既出）、発熱性好中球減少
  症（治療関連・既出）、椎体病変による対麻痺、上大静脈症候群など

浮腫

両脚に均等に浮腫があるよりは、片足だけ、片腕だけなどの場合は**悪性リンパ腫による閉塞や血栓症の可能性**を考えます。
悪性リンパ腫により下大静脈が閉塞すると両脚が均等に浮腫になることもあります。

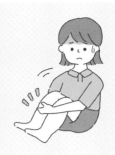

胸水・腹水

胸水や腹水が初発症状であったり、低悪性度リンパ腫の治療開始の症状であったりすることもあります。
通常はリンパ節病変も伴っていることが多いです。

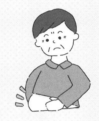

総胆管閉塞・水腎症

悪性リンパ腫が膵頭部や下腹部に発生し、**総胆管や尿管を閉塞**することがあります。それぞれステント留置をして、治療を開始することが多いのですが、それができないこともあります。

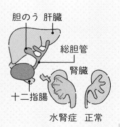

胆のう　肝臓
総胆管
腎臓
十二指腸
水腎症　正常

CRAB

多発性骨髄腫の主な症状として CRAB（**高カルシウム血症、腎障害、貧血、骨痛・骨折**）があります。詳細は多発性骨髄腫の項目（123頁）で記載します。

椎体病変による対麻痺
(spinal compression)

椎体骨に転移・発生した腫瘍により脊髄が圧迫されて起きます。疾患として肺癌、乳癌、前立腺癌、悪性リンパ腫、骨髄腫を考えます。

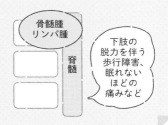

上大静脈症候群

リンパ腫や肺癌で見られ、上大静脈が閉塞することにより顔面の浮腫が生じます。そのままにすると脳浮腫・咽頭浮腫が生じるため、視覚障害・嚥下障害、低血圧、失神などが起き、最終的に死亡します。
悪性リンパ腫の場合は抗癌剤治療で速やかに改善しますが、緊急性が高い場合は放射線治療を行います。

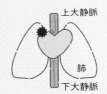

まとめ

　血液疾患の症状として、血球の増減で何が起きやすいかを理解しましょう。次に腫瘤の位置による症状の出方・緊急性の高い症状を理解しましょう。

6

各治療と
報告すべき副作用

- ☑ 血液内科の入院治療は、造血器腫瘍の**抗癌剤治療・放射線治療**や再生不良性貧血などに対する**免疫抑制療法**、同種造血幹細胞移植・細胞治療、輸血療法などが主体です。

- ☑ また、合併症のために入院する場合、緩和治療などがあります。

- ☑ **抗癌剤治療の考え方と治療薬ごとの副作用、報告すべき副作用を簡単に紹介**します。

1 抗癌剤治療

抗癌剤治療には「古典的な抗癌剤（骨髄抑制などの副作用がある）」「分子標的薬（特定の遺伝子などを標的にした薬剤）」「抗体医薬（遺伝子ではないが、抗原に対する分子標的薬）」に大きく分けられます。

古典的な抗癌剤では骨髄抑制、嘔気・嘔吐、脱毛などの副作用があります。これらの抗癌剤は増殖の早い腫瘍で有効なことが多く、増殖速度の早い血液腫瘍では使用頻度がかなり高くなります。

分子標的薬は特定の遺伝子を抑える薬剤ですが、最初に作られたものは「慢性骨髄性白血病（CML）」の病原遺伝子である BCR-ABL 融合遺伝子を抑える「イマチニブ」です。イマチニブの登場は、それまでは 3 〜 5 年で死亡する疾患であった CML を、10 年生存期間 80% 以上の疾患に変化させました。今後も新しい薬剤が次々と登場しますが、多くの場合は「他の遺伝子」にも影響するため、薬に特有の副作用が出現します。

抗体医薬は癌細胞の表面にある抗原に対して結合する抗体を用いた薬剤です。「免疫を用いた効果に期待しているグループ」と「副作用を減らし効果をあげるため抗癌剤を抗体に付けてピンポイント攻撃をさせるグループ」にわけられます。免疫に期待するグループでは腫瘍細胞と正常な T 細胞にも結合する BiTE 抗体も開発されています。

■ 古典的な抗癌剤

● 1）アルキル化剤

シクロホスファミド、メルファラン、ダカルバジンなど

　増殖の早い細胞に作用（S 期特異的な作用）し、増量することで治療効果は上昇します。主に悪性リンパ腫を中心としたリンパ系腫瘍、移植の前処置として用います。

　副作用は骨髄抑制、脱毛、嘔気・嘔吐などです。シクロホスファミドは大量投与で出血性膀胱炎、心不全などのリスクがあります。メルファランは下痢・口内炎などの粘膜障害と二次発癌、ダカルバジンは血管痛が特徴的です。

アルキル化剤の特徴
アルキル化剤は基本的に増やせば増やすほど、副作用も効果も強くなります。
対象疾患は主に悪性リンパ腫です。増やせば増やすほど効果の上乗せがあることから、移植の前処置でも用います。

DNAにアルキル
基付加架橋
⇒DNA複製、
　RNA転写できない
⇒細胞死

副作用
骨髄抑制・脱毛・嘔気・嘔吐などの副作用に加えて、抗癌剤特有の副作用を確認しましょう。
骨髄移植の時にシクロホスファミドを用いた前処置で血尿が出た場合や、脈拍・血圧の異常が起きた場合（数日後まで）は必ず医師に報告しましょう。

● 2）アントラサイクリン系抗癌剤

ドキソルビシン、イダルビシンなど

　抗腫瘍性抗生物質と言われますが、細菌が作り出した抗腫瘍効果のある物質で、基本的には DNA の直接障害作用とトポイソメラーゼ阻害作用を持ちます。

　重要なことは、急性白血病、悪性リンパ腫など様々な疾患で使用されること、総投与量に依存して心毒性があること、壊死性抗癌剤であり、末梢点滴で漏出した場合、無処置では抗癌剤が作用した部分は壊死してしまうことです。

　看護師として重要なことは、心毒性・壊死性抗癌剤の 2 つです。アクラルビシンは心毒性が弱く、壊死性ではなく炎症性抗癌剤ですが、基本的に色が付いている抗癌剤は漏れたらアウトです。

血液腫瘍の Key drug
アントラサイクリン系抗癌剤は血液腫瘍の治療では重要な薬剤で、急性骨髄性白血病、急性リンパ性白血病、悪性リンパ腫などで標準治療として使用されます。
治療前に心機能評価をした方が良い薬剤で、EF（心臓の収縮）が 55% 未満だと心不全のリスクが高いです。

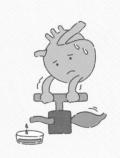

アントラサイクリン系は漏れたらいけない薬剤
点滴中に抗癌剤が漏れた可能性がある場合は、緊急で処置が必要になります。看護師の気付きが患者さんの一生を左右する可能性もあるので、知っておきましょう。

色のついた抗癌剤は漏れたらまずい

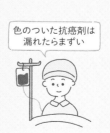

● 3）トポイソメラーゼ II 阻害薬

> エトポシド

　悪性リンパ腫の救援化学療法（再発時治療）や急性白血病の治療で使用される重要薬剤の 1 つです。作用濃度と作用時間が効果に依存し、副作用は血中濃度に依存します。副作用は骨髄抑制と下痢などの消化管毒性が主体です。

● 4）白金製剤

> シスプラチン、カルボプラチンなど

　悪性リンパ腫だけでなく、様々な固形癌で使用されます。DNA や RNA の複製を障害し、細胞死を誘導します。骨髄抑制のほか、重要な副作用として腎障害（大量輸液を行う）、聴神経障害があります。シスプラチンは腎障害・嘔気、聴神経障害の副作用が強いのですが、カルボプラチンはこれが弱いのが特徴で、GDP 療法（シスプラチン）を GCD（カルボプラチン）に変える治療などが開発されています。

プラチナ（白金）製剤
白金の周囲で細菌が死ぬことから発見されました。一般的に悪性リンパ腫の救援化学療法（ESHAP、ICE など）で使用されます。腎障害が出るため、また、大量補液が必要なため、心不全のある患者さんでは行いにくいです。他、骨髄抑制や嘔気が強く出ます。

シスプラチンとカルボプラチン

基本的に腎障害・嘔気・聴神経障害などの
自覚する副作用はカルボプラチンの方が弱
いです。骨髄抑制はカルボプラチンの方が強めとされます。
高齢者ではカルボプラチンの方が使用しやすいです。聴神経障害を医
師が見逃すことが多い（聞かないと答えないので）ので、看護師が確認
するとありがたいです。

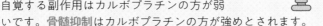

● 5）代謝拮抗薬

> シタラビン、メトトレキサート、フルダラビンなど

　代謝拮抗薬は基本的に細胞周期依存性の薬剤（増殖の早いものに効
く）です。シタラビンは少量持続投与で急性白血病、大量投与では急
性白血病、悪性リンパ腫の治療で用います。メトトレキサートは中枢
神経移行性がよく、中枢神経原発の悪性リンパ腫でよく使用されます。
　シタラビンの大量療法ではリンパ系へのダメージが大きく、急性骨
髄性白血病の治療であってもリンパ系のダメージが大きくなります。
また、シタラビン大量療法では発熱や皮疹などがよく出現するため、
ステロイドと併用します。メトトレキサートは血中濃度を見ながら治
療する薬剤であり、胸水・腹水がある場合は禁忌になります。

シタラビン

細胞周期依存性の薬剤のため、基本的に増殖
の早い腫瘍に持続点滴が有効です。
大量投与では中枢神経や細胞内への移行性を
高めることが可能で、大量シタラビン療法は
中枢神経にいる血液腫瘍を治療する方法の1
つです。大量投与ではリンパ球も著減します。

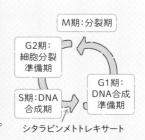

シタラビンメトトレキサート

メトトレキサート
中枢神経移行性の高い薬剤で、頭にあるリンパ腫、
白血病では重要な治療です。中枢神経だけでなく、
体の中に水分があればそことも行き来するため、血
中濃度が下がらなくなります。副作用は口内炎、肝
障害、腎障害など。

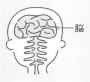

脳

● 6）ビンカアルカロイド（微小管阻害薬）

> ビンクリスチンなど

　ビンカアルカロイドは微小管という細胞分裂時に使用するものを阻
害します。この微小管は神経にも多いため、神経障害が副作用で重要
になります。骨髄抑制は少ないという特徴があります。

　神経毒性はビンクリスチンでは 4mg から出現し、12mg 以上にな
ると重症化すると言われます。CHOP 療法では 6 コースで 12mg に
なります。

　神経毒性として手足の指先、足先から痺れが出現し、便秘を主体と
した消化管の症状が出ます。CHOP 療法では便秘の管理はかなり重
要です。便秘が 3 日以上続くなら主治医に報告しましょう。

ビンクリスチン
細胞分裂時に出現する微小管を抑える薬剤です。
リンパ系腫瘍の key drug の 1 つとされます。
骨髄抑制は弱く、神経毒性が容量制限毒性で、
1 回投与量 2mg が極量です。なお、EPOCH で
は 1 週間の投与量は 2mg を超えることがあり
ます。

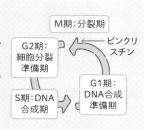

M期：分裂期
G2期：細胞分裂準備期
ビンクリスチン
G1期：DNA合成準備期
S期：DNA合成期

神経毒性

神経毒性は軽症であれば手足の先がしびれる程度です。徐々に症状は強くなり、しびれの範囲が広がり、足の裏全体の感覚がなくなると歩行障害に繋がります。運動機能障害は起こりにくいのですが、**巧緻運動（ボタンがはめられない、箸が持てない）**などが出てきます。対応していないと後遺症になるので、重要な副作用です。

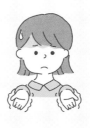

● 7）その他

> L- アスパラギナーゼ、ステロイド剤など

　L- アスパラギナーゼはリンパ球が必要とするアスパラギンを作らせないようにする薬剤で、急性リンパ性白血病や悪性リンパ腫で重要な薬剤です。蛋白合成を阻害する薬剤のため、他の蛋白質合成も狂ってしまい、凝固因子が必ず低下します。そのため新鮮凍結血漿の補充が必須です。また、急性膵炎・脂肪肝などの特有の副作用があります。加えて、アナフィラキシーが起こりやすい薬剤です。

　ステロイド剤は免疫抑制剤として有名ですが、リンパ球を殺す作用があります。そのため、悪性リンパ腫や急性リンパ性白血病、多発性骨髄腫の key drug になっています。

■ 分子標的薬

● 1）チロシンキナーゼ阻害薬（TKI、BCR-ABL 阻害薬）

> イマチニブ、ダサチニブ、ニロチニブ、ボスチニブ、ポナチニブ

　慢性骨髄性白血病の治療薬で現在はダサチニブ、ニロチニブ、ボスチニブの第2世代TKIが使用されていることが多いです。副作用のレパートリーが異なるため、基礎疾患などを見ながら治療薬を決めていることが多いです。

表1 チロシンキナーゼ阻害薬

	イマチニブ	ニロチニブ	ダサチニブ	ボスチニブ	ポナチニブ
効果 *1	1	20	325	50 〜 200	125
阻害効果の特異性	PDGFR>c-Kit>ABL	ABL>PDGFR>c-Kit	Src Family PDGFR c-Kit など	Src Family PDGFR や kit の 阻 害 は弱い	
血中半減期	18 時間	24 時間	3.6 時間	8.6 時間	
標準的投与方法	400mg 1 日 1 回	600mg 1 日 2 回	100mg 1 日 1 回	500mg 1 日 1 回 （300 〜 400mg）	45mg 1 日 1 回 （30mg）
初 発 CML、慢性期への適応	あり	あり	あり	あり	なし
非血液毒性	皮疹 体液貯留 肝障害 筋肉痛	QTc 延長 血糖上昇 アミラーゼ リパーゼ上昇 PAOD*2	距水貯留 消化管出血 肺高血圧	下痢 皮脂 肝障害 消化器毒性	膵炎 腹痛 心毒性

＊1 イマチニブ対比　＊2 PAOD：末梢動脈閉塞性疾患

● 2）ビタミン A 誘導体

全トランス型レチノイン酸（ATRA）など

　ATRA は急性前骨髄球性白血病（APL）の治療薬で、これが出現するまでは DIC などで治療関連死亡が多く、最も予後の悪い白血病とさ

れていたものが、最も予後の良い白血病に変わりました。ATRA だけでなく、亜ヒ酸も再発難治 APL の治療薬として使用され、予後を改善しています。現時点では保険適用はありませんが、欧米諸国では ATRA+ 亜ヒ酸による治療で副作用は少なく、治療成績は非常に向上しています。

ATRA を用いた初回治療では、分化症候群と呼ばれる、前骨髄球で止まっていた分化（成長）が一気に動き出すことで、全身に炎症反応（サイトカインストーム）が起きる合併症を起こすことがあります。

これの初期症状として浮腫、体重増加があり、ついで発熱や呼吸困難が出現します。

ATRA、亜ヒ酸
ATRA はビタミン A の誘導体ですが、APL の止まっている分化（成熟・成長）を進め、細胞死に導きます。
これにより DIC を起こすことなく APL 細胞を殺すことが可能になり、APL の予後を飛躍的に伸ばした分子標的薬です。

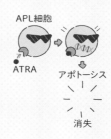

分化症候群
APL 細胞が ATRA などで分化する際に様々なサイトカインを放出します。その影響で発熱・全身浮腫などの症状から肺水腫なども生じ、最終的に死亡することがあります。ATRA の中止とステロイド剤が治療薬になります。

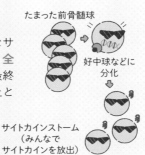

● 3）BTK 阻害薬

イブルチニブ、チラブルチニブ、アカラブルチニブ

　B 細胞受容体の下流にあるブルトン型チロシンキナーゼは B 細胞の生存、活性化、成熟、分化に関与する因子です。これに生存を依存している腫瘍がいくつかあり、それを抑制することで治療することができます。イブルチニブ、アカラブルチニブは慢性リンパ性白血病の治療薬で、チラブルチニブは原発性マクログロブリン血症や中枢悪性リンパ腫の治療薬として使用されています。

　イブルチニブでは下痢・皮疹などの頻度が多く、頻度は多くありませんが心房細動などの副作用もあります。アカラブルチニブでは頭痛や下痢、チラブルチニブは皮疹・消化器症状が出るとされています。

● 4）BCL-2 阻害薬

ベネトクラクス

　BCL-2 は抗アポトーシス作用のある物質で、これがあると「不死化」します。造血器腫瘍ではかなり高頻度に異常が出現し、現在は標準治療が適応外の急性骨髄性白血病や再発難治の慢性リンパ性白血病に対して、ベネトクラクスが保険適用となっています。

　この薬の副作用で有名なものは腫瘍崩壊症候群です。治療が効きすぎて一気に壊れます。そのため最初は少な目から増やして行きます。あとは骨髄抑制や下痢などがあります。

● 5）プロテアソーム阻害薬

ボルテゾミブ、カルフィルゾミブ、イキサゾミブ

プロテアソーム阻害薬は多発性骨髄腫の治療薬の主軸の１つです。ボルテゾミブは原発性マクログロブリン血症やマントル細胞リンパ腫でも用いられます。

それぞれの薬剤で副作用は異なりますが、リンパ球が減ることは共通です。ボルテゾミブは神経障害が多く、注意すべき副作用は心毒性と間質性肺炎です。カルフィルゾミブは心毒性・高血圧、イキサゾミブは下痢や肝障害などが起きます。

● 6）免疫調整薬（IMiDs）

サリドマイド、レナリドミド、ポマリドミド

免疫調整薬も多発性骨髄腫の重要薬剤の１つです。抗癌剤としての作用と免疫を高める作用、血管新生抑制作用など腫瘍周囲に対する影響などがあります。

副作用は骨髄抑制などに加えて、サリドマイドは神経障害、レナリドミドは皮疹・血栓症・薬剤熱など、ポマリドミドも皮疹・薬剤熱などが重要です。

内服後２週間くらいで皮疹が出る方は出ますので、その点に注意してください。

レナリドミドは骨髄異形成症候群の１つ、5q 症候群の治療薬としても使用されます。

● 7）その他

> JAK2 阻害薬　ルキソリチニブ、HDAC 阻害薬　ロミデプシンなど

　そのほか、骨髄増殖性腫瘍の治療薬としてルキソリチニブが使用されています。これは原因遺伝子の JAK2 を阻害するもの、T 細胞リンパ腫では HDAC 阻害薬のロミデプシンやプリンヌクレオシドホスホリラーゼ（PNP）阻害薬のフォロデシンなどがあります。

■ 抗体医薬

　抗体医薬は様々なものがあります。それぞれ腫瘍細胞の表面にある物質に結合して作用しますが、大きく分ければ 2 つのグループになります。

● 1）抗体を介して免疫が抗腫瘍効果を発揮するグループ

> リツキシマブ、ダラツズマブ、モガムリズマブなど

　このグループで重要な副作用は infusion reaction です。これは腫瘍に抗体が結合し、免疫細胞が活性化することです。それにより発熱や皮疹、重症になると呼吸不全、血圧上昇などのアナフィラキシー様反応を認めます。Infusion reaction が起きやすいのは腫瘍量が多い時ですので、初回投与が重要です。BiTE 抗体もこちらになりますが、細胞免疫療法（CAR-T など）の副作用に近い反応が起きます。

● 2）抗体に抗癌剤が結合しているグループ

> イノツズマブ　オゾガマイシン、ゲムツズマブ　オゾガマイシン、
> ブレンツキシマブ　ベドチン、ポラツズマブ　ベドチンなど

　このグループでは抗癌剤を癌細胞に届けるために抗体を使用しています。副作用は抗癌剤の影響が強く、血球減少以外に、オゾガマイシンがついている2剤では類洞閉塞症候群（SOS）が重要で、ベドチンの方は神経障害などを覚えておく必要があります。

■ 抗癌剤治療の考え方

　抗癌剤治療は治療戦略にいくつか違いがあります。
　急性白血病では寛解導入療法（初回治療）で「完全寛解（見た目正常）」を目指し、その後は地固め療法でだめ押しをしていきます。

　急性白血病では寛解導入療法で「血球が正常化」「骨髄の芽球5%未満」を目指します。その後、地固め療法を行います。
　標準治療では1回目の治療で完全寛解に入るのは60〜70%。2回目の治療で入る人は＋10%です。

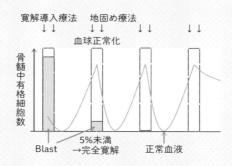

完全寛解は見た目正常という状態ですが、腫瘍量は 10^9 個残っているとされます。PCRで判定できるのが検査の限界になります。それでもまだまだ腫瘍は残っているため、治癒するか再発するかは時間が経過しないとわかりません。
癌を 5 年間経過観察するのは、そういう理由です。

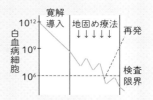

2 放射線治療

　放射線治療は基本的に「局所療法」です。リンパ系腫瘍は全ての癌腫の中でも最も放射線感受性が高い腫瘍ですので、直撃を受ければ切除と同様の効果になります。

　巨大な腫瘤がある場合、抗癌剤治療後の局所病変の残存などで放射線治療を行うことがあります。

　他に同種骨髄移植の前処置として使用されます。全身放射線照射（TBI）で 12Gy は骨髄破壊的な前処置として、2-4Gy は拒絶を予防するための免疫抑制として使用されます。

　また、骨髄腫やリンパ腫により脊髄が圧迫されている時や上大静脈症候群の緊急治療で用いられます。

放射線治療は基本的には局所療法です。
複数方向から 1 箇所を狙い撃ちする印象です。
リンパ系腫瘍の感受性は高く、狙った範囲内は腫瘍の死滅が期待できます。

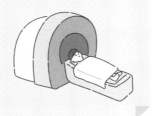

放射線被曝後の血球の推移
抗癌剤と比較して腫瘍の縮小が速いです。
特に**リンパ球はすぐに死に始める**ため、脊髄圧迫などの緊急性の高い病態で使用されます。その他、残存腫瘍や移植前処置（TBI）などを覚えておきましょう。

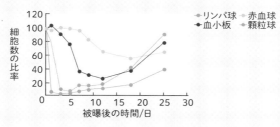

　放射線治療の副作用は、当てた部位によりますが、正常な細胞も影響を受けます。当てた部位の皮膚炎は起きますし、心臓に当たれば心不全のリスクが上がります。肺に当たれば放射線肺炎、腎臓に当たれば腎機能が低下します。

　TBI の場合は当てる総量にもよりますが、全身性の副作用が出ます。例えば、頭痛、嘔気・嘔吐、発熱、下痢、白内障や精巣・卵巣障害など。

　病院によっては卵巣遮蔽などが行われます。白内障の防止に水晶体を遮蔽します。

　これらの副作用の予防に 5-HT3 阻害薬、抗ヒスタミン剤（アタラックス P®）、デキサメサゾンなどのステロイド、グリセオールなどの脳圧を下げる薬剤が使用されます。

放射線被曝の際に全身が受ける影響

TBI 2Gy などではリンパ球減少や軽度の悪心程度です。

個人的には TBI 2Gy 程度を加えることが多いです。放射線線量によって副作用がかなり違うので、それを念頭におきましょう。

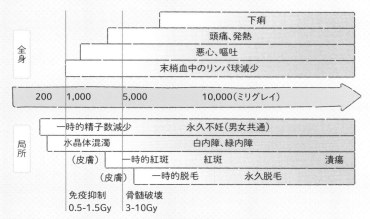

放射線による健康影響等に関する統一的な基礎資料（平成 29 年度版）より改変
https://www.env.go.jp/chemi/rhm/h29kisoshiryo/ h29kiso-03-03-01.html

TBI の副作用のうち、**照射後の頭蓋内圧亢進による症状に対してステロイド＋グリセオール**、**嘔気に対して 5HT-3 阻害薬と抗ヒスタミン剤**が使用されます。

他の前処置の副作用と重なりますが口内炎や下痢などの消化管粘膜障害などの対応も必要です。

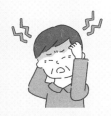

3 免疫抑制療法

再生不良性貧血・赤芽球ろうなどの細胞性免疫による疾患や自己免疫性溶血性貧血（AIHA）・特発性（免疫性）血小板減少性紫斑病などの液性免疫（自己抗体）による疾患があります。

細胞性免疫が関与する疾患では「抗胸腺細胞グロブリン（ATG）」や「シクロスポリン」が使用されます。自己抗体が関与する疾患では「ステロイド」を中心に「リツキシマブ」が使用されることがあります。どちらの系統の疾患かわかれば、治療法も見えてきます。もしくは治療法からどんな疾患かも理解できてきます。

細胞性免疫と液性免疫
獲得免疫（リンパ球）には細胞性免疫（直接攻撃）と液性免疫（間接攻撃）があります。細胞性免疫はT細胞が主体のため、T細胞を抑えるATGやシクロスポリンを使用します。液性免疫はB細胞・形質細胞が主体のため、T細胞もB細胞も抑えるステロイド剤、B細胞を抑えるリツキシマブが使用されます。

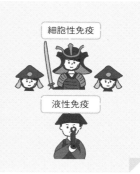

細胞性免疫

液性免疫

抗胸腺細胞グロブリン（ATG）
ATGはウサギなどの異種蛋白のため、アレルギー反応（血清病）が起きます。それに対してステロイド剤を使用します。
ATGのステロイドはあくまで血清病予防であり、治療はATG+シクロスポリンです。
ステロイドの副作用は様々であり、通常は胃潰瘍や骨粗鬆症、糖尿病、免疫不全、白内障、緑内障、ムーンフェイスなどがあります。

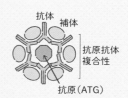

抗体　補体

抗原抗体複合性

抗原（ATG）

4 　自家・同種造血幹細胞移植、細胞療法、輸血療法

- 自家移植は大量化学療法のサポートに自分の造血幹細胞を使用する治療です。
- 同種造血幹細胞移植は免疫を入れ替える免疫療法です。特定のものではなく、全ての免疫の組み直しが起きます。
- 細胞療法はいろいろありますが、キメラ抗原受容体（CAR）-T 細胞療法が最近は重要です。

　抗癌剤治療には「容量制限毒性」というものがあります。これ以上の量を投与すると毒性のため患者さんが死亡する可能性が高いというものです。有名なものはビンクリスチン（オンコビン®）で、2mg/ 回が極量とされています。

　自家移植は自分の造血幹細胞を保存しておくことで「造血障害」が容量制限毒性の薬剤の副作用制限を取り外し、大量投与することを目的としています。悪性リンパ腫・多発性骨髄腫で主に行われ、シクロホスファミドやアルケランの量を他の原因で死亡するリスクがある極限まで増やします。ただの大量抗癌剤治療です。

　同種造血幹細胞移植は前処置と呼ばれる「抗癌剤・放射線治療」により患者さん（宿主）の免疫・骨髄細胞を減らし、そこにドナーの造血幹細胞を入れる治療です。自家移植は抗癌剤の効果がそのまま治療効果になりますが、同種移植の場合は前処置による効果と免疫療法としての効果があります。

自家移植は大量化学療法でしかない
自家移植は前処置による抗腫瘍効果
と自分の造血幹細胞由来の血球回復
に期待した治療 です。

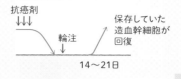

　基本的に癌細胞は患者さんの免疫から逃げる手段を持っています。免疫から逃げることができなければ発症する前に免疫細胞に制圧されます。抗癌剤治療を行なっているうちに癌抗原が免疫細胞に認識されて、癌細胞が減った段階で腫瘍が押さえ込まれることに、通常の抗癌剤治療は期待しています。しかし、抗癌剤だけでは治せない場合は「何らかの免疫機構」を利用します。同種移植は HLA という旗印を違う旗印に変えることで、ドナーの免疫に患者さんの癌細胞を認識させる治療法です。

同種移植
同種移植は免疫療法の側面があり、新しい免疫に全てを入れ替えることで癌細胞を駆逐する狙いがあります。

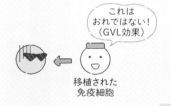

　一方で CAR-T 療法は通常は癌細胞を認識して攻撃するのに必要ないくつかのプロセスを「癌細胞が持つ抗原を認識」するだけで癌細胞を攻撃するようにした治療法です。この治療法では免疫細胞が活性化するプロセスがあるため、サイトカインストームによる様々な症状が出てきます。BiTE 抗体療法というものもありますが、これは腫瘍とT 細胞を近づけて攻撃させるような抗体療法で、細胞免疫療法と同じ

ような副作用が出ます。

　細胞を用いた治療もいろいろあり、これから発達していきます。

CAR-T 療法

CAR-T 療法は獲得免疫（T 細胞）を利用した治療です。通常は T 細胞が癌細胞を認識し攻撃するのにいくつかのステップが必要ですが、それを直列繋ぎした抗体を T 細胞に導入することで、癌細胞（正常細胞も）が特定の物質を持っていたら攻撃するようにしたものを CAR-T と言います。

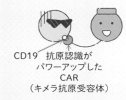

CD19　抗原認識がパワーアップした CAR（キメラ抗原受容体）

BiTE 抗体

BiTE 抗体とは 2 つの抗原に対して結合する抗体です。現時点で CD19 と CD3 に対して結合し B 細胞性急性リンパ性白血病と患者さんの T 細胞を物理的に近づけて、攻撃させて腫瘍を除去する治療が行われています。細胞を利用した抗体療法です。

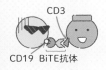

CD3

CD19　BiTE抗体

サイトカイン放出症候群・神経学的症状（痙攣・意識障害）などが BiTE 抗体や CAR-T 療法で問題になります。

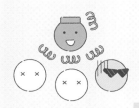

■ 輸血療法

　輸血は補充療法ですが、行うタイミング（23 〜 24 頁参照）・起こりやすい副作用も含めて理解してください。

赤血球輸血

赤血球輸血は既出ですが、Hb 7g/dl を目安に輸血を行います。
血漿成分は少ないのでアレルギーなどの非溶血性副作用は少ないのですが、溶血性副作用は軽度のものが比較的出ることがあります。TRALI（輸血関連急性肺障害）や TACO（輸血関連循環過負荷）などの副作用は出ますので、呼吸にも気をつけましょう。

赤血球製剤
Hb 7g/dL 基準
使用期限　21日
血漿成分　少

血小板輸血

血小板輸血は抗癌剤治療中には血小板 1 万 /μl を目安に実施します。血漿の混入が多いため、軽度のアレルギー症状や発熱などの副作用は赤血球より多くなります。アナフィラキシーなども赤血球輸血より多くなります。
時折、抗血小板抗体や抗 HLA 抗体で血小板反応性が悪化することもあります。

血小板性剤
Plt　1万/μL
　　　（出血予防）
　　　0.5万/μL
　　　（造血障害）
使用期限
　　採血後4日
血漿混入　多い

FFP 輸血

FFP の輸血は凝固因子の補充のために実施することが多いです。PT INR、APTT、フィブリノゲンなどの値で輸血するタイミングは決まりますが、大出血などの時は数値だけでなく、赤血球の輸血量を見ながら調整されます。

FFP
凝固因子の補充
使用期限
　　1年くらい
血漿：ABO抗体、
RhD抗体が
入っている

輸血は血液内科では高頻度に行われますが、輸血副作用は命に関わるものがあります。特に溶血性副作用は ABO、RhD の間違いで多くの患者さんが死亡します。2 人以上でダブルチェックし、最初の 15 分は患者さんの観察を続け、何かあれば即座に対応できるようにする必要があります。

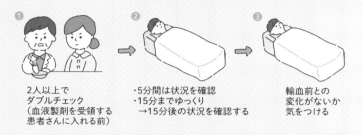

2人以上で
ダブルチェック
（血液製剤を受領する
患者さんに入れる前）

・5分間は状況を確認
・15分までゆっくり
　→15分後の状況を確認する

輸血前との
変化がないか
気をつける

まとめ

　各抗癌剤のよくある副作用、放射線療法や移植療法などの副作用、免疫療法や輸血療法の副作用について、「こういったことが起きるかも」と勉強し、それが起きたら状況を把握し医師に報告しましょう。

7

赤血球系疾患

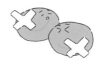

☑ 赤血球疾患には貧血性疾患と多血症がありますが、ここでは主に貧血性疾患を扱います。

☑ 貧血には造血障害が原因の疾患と破壊の亢進が原因の疾患があります。

☑ 入院では再生不良性貧血や骨髄異形成症候群などの疾患が主要疾患になります。

1 鉄欠乏性貧血

　鉄欠乏性貧血（IDA）は若年女性に多く、20 ～ 49 歳女性の 20% に
鉄欠乏性貧血があります。鉄欠乏だけであれば半数に上るとされます。
そのため若年女性では最も多い貧血になります。

　鉄は赤血球の材料になるほか、皮膚や消化管上皮の材料に必要です。
そのため鉄欠乏になると貧血のほか爪や舌、消化管粘膜に異常が出ま
す。爪は匙状爪になり、舌炎や口角炎などが生じます。

　治療は鉄の補充ですので、内服・経静脈的投与などの方法で行いま
す。鉄の経静脈的投与もフェインジェクト ® のような薬剤も出てき
ましたので、内服ができない患者さんでも対応がしやすくなりました。

　鉄欠乏性貧血で最も重要なことは原因検索になります。若年女性は
生理の出血が多く占めますが、高齢者や男性などの鉄欠乏では「胃癌」
「大腸癌」などの消化器癌を中心とした出血源検索が重要になります。

若年女性に多い鉄欠乏性貧血
診断は右記を満たすことですが、通常は
MCV 70fl 程度の小球性貧血です。そこにフェリチン 12ng/ml 未満であれば診断確定になります。

Hb<12g/dL
TIBC>360μg/dL
フェリチン<12ng/mL

20～49歳の
閉経前の
女性に多い
（約20%）

貧血の症状以外に皮膚や消化管上皮の障
害が出現します。
有名どころは異食症・匙状爪や舌炎・嚥
下障害などです。

スプーンネイル　　舌炎・舌乳頭
匙状爪　　　　　萎縮嚥下障害
　　　　　　　　Plummer-Vinson Sx

鉄欠乏性貧血の原因
鉄欠乏性貧血の原因は、必要量が増える妊娠や成長期を除くと鉄吸収の減少（菜食主義、胃切除後、胃酸を抑える薬剤の内服）か出血になります。そのため、出血源検索（胃癌・大腸癌の検索）が最も重要な事柄になります。

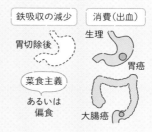

2　巨赤芽球性貧血

　巨赤芽球性貧血（MA）のことを以前は悪性貧血と呼んでいました。「鉄補充では改善しない」貧血で、原因はビタミン B_{12} 欠乏や葉酸欠乏です。ほとんどはビタミン B_{12} 欠乏のため、ここではビタミン B_{12} 欠乏について話をします。

　治療はもちろん補充ですが、通常は口からの吸収ができなくなっているので、一般には筋肉注射を行います。

ビタミン B_{12} 欠乏性貧血は汎血球減少とLDHの著増があり、神経障害を訴えてきます。歩行障害などが出ていることが多いです。貧血による歩行障害は稀で、貧血の症状は労作時の息切れです。

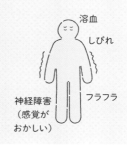

ビタミン B₁₂ 欠乏性貧血の原因

原因でよくあるのは**胃切除後**で、胃癌などで胃
切除を行い 5 年経過し、経過観察が打ち切られ
ていたケースなどがよくあります。他に胃から
出てくる内因子というビタミン B₁₂ を吸収する
のに必要な物質を壊す抗体ができていることが
あります。このパターンは**胃癌の合併が多い**ことも重要です。

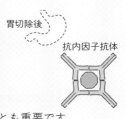

胃切除後

抗内因子抗体

診断

診断は汎血球減少や高 LDH 血症に加えて、
巨大な好中球や過分葉好中球などを認め、
ビタミン B₁₂ が低下していれば診断確定に
なります。通常はビタミン B₁₂ の投与を開
始して 1 週間程度で LDH の改善を認めま
す。その後 2 週間くらいで血球が回復し始

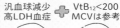

汎血球減少　　VtB₁₂<200
高LDH血症　　MCVは参考

過分葉好中球　　巨大桿状核球

めます。4 週間くらいで白血球や血小板は正常化していますが、胃切除
後などでは鉄吸収も低下するため、赤血球だけ鉄欠乏で改善しないこと
もあります。

3 　自己免疫性溶血性貧血

　自己免疫性溶血性貧血（AIHA）は赤血球の産生は正常ですが、自己
抗体により赤血球の破壊が亢進している疾患です。赤血球を作る以上
に壊されるため、貧血が進みます。そのため一般的には「網状赤血球
（血中に出てきて 2 〜 3 日の赤血球）」が増加し、LDH が上昇、赤血球
が壊れると間接ビリルビンが上昇するため黄疸が起きます。黄疸によ
りビリルビン結石という胆石ができます。

　治療は、抗体が関与する疾患は「ステロイド」剤が主役です。そし
て温式 AIHA（脾臓で赤血球を壊すタイプ）では、ステロイドの効果
が弱い場合は脾臓摘出術なども検討されます。

溶血性貧血

溶血性貧血とは赤血球産生は正常で（亢進していて）、**壊れる赤血球が増えた**疾患です。溶血すると赤血球から LDH、ヘモグロビンが流出します。特殊なものを除き貧血、網状赤血球増加、ハプトグロビン低下が診断の条件となります。最も診断に重要なことは**ハプトグロビンが低下**しているかどうかです。ハプトグロビンは赤血球が壊れるとその壊れた産物を回収する役割を持ちますので、赤血球が壊れれば壊れるほど低下します。あとは Coombs 試験という赤血球に結合した抗体を調べる検査などを行い、診断が確定します。

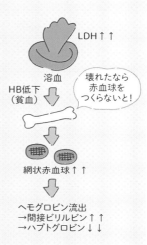

LDH↑↑

溶血
HB低下
（貧血）

壊れたなら
赤血球を
つくらないと！

網状赤血球↑↑

ヘモグロビン流出
→間接ビリルビン↑↑
→ハプトグロビン↓↓

溶血性貧血にもいくつかありますが、自己免疫性溶血性貧血（抗体）が有名です。一般的には**抗体産生が関わる疾患はステロイド**が標準治療です。ステロイドがマクロファージや抗体産生を抑制します。冷式 AIHA は保温が中心です。ステロイドの効果は弱く、補体（C1s）抗体の Sutimlimab が登場予定です。

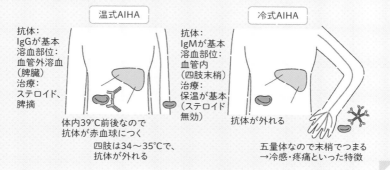

温式AIHA

抗体：
IgGが基本
溶血部位：
血管外溶血
（脾臓）
治療：
ステロイド、
脾摘

体内39℃前後なので
抗体が赤血球につく

四肢は34〜35℃で、
抗体が外れる

冷式AIHA

抗体：
IgMが基本
溶血部位：
血管内
（四肢末梢）
治療：
保温が基本
（ステロイド
無効）

抗体が外れる

五量体なので末梢でつまる
→冷感・疼痛といった特徴

4 発作性夜間血色素（ヘモグロビン）尿症

　発作性夜間血色素（ヘモグロビン）尿症（PNH）は PIG-A という遺伝子の異常で生じる疾患ですが、血球の表面にある（補体という物質から細胞を守る）補体制御蛋白（CD55、CD59）が剥がれ落ちてしまい、補体が活性化するタイミングで溶血してしまう疾患です。補体とは血液中にある蛋白質で、細菌などが入ってくると活性化して、細菌に穴を開けて排除する地雷みたいなものです。

　補体が活性化するタイミングの一つが「夜間」、呼吸が少なくなって体内が酸性に傾いた時です。他、感染症が起きたらもちろん体を守るため活性化します。なので夜に寝ている間に補体が活性化して、溶血して尿が赤黒くなる……ため発作性夜間血色素尿症と名前が付きました。

　これは後から出てくる造血不全系疾患と相互に移行します。再生不良性貧血や骨髄異形成症候群から PNH になることはしばしばあります。ということで溶血が主体かと思われる PNH は造血不全の疾患でもあります。経過とともに汎血球減少が進行し、造血幹細胞移植が必要になる患者さんもいます。

　合併症として血栓症がありますが、日本人では稀とされます。ただ、動脈血栓で腹痛などが生じ、救急搬送されてくることもあります。

PNH
PNH は補体の制御ができなくなり溶血する疾患です。骨髄不全型（日本に多い）による、造血不全による汎血球減少や血栓症も起きます。診断は病歴から推測し、他の溶血性疾患を否定しながら、CD55 と CD59 がない赤血球を確認すれば確定します。なお、PNH 血球がある再生不良性貧血は免疫抑制療法が効きやすいとされています。

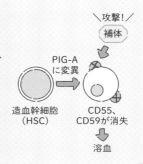

PNH の 3 症状
血管内溶血：補体制御不能で溶血。
造血不全：再生不良性貧血からの移行も多い。
血栓症：動脈血栓・静脈血栓ともに生じ、欧米では死因の 40 ～ 67%と
言われる。

治療
エクリズマブ／ラブリズマブ：C5 抗体で補体の反応を抑える。
　効果：溶血と血栓症に劇的効果
　デメリット：値段が高い。髄膜炎菌感染が増加
ステロイド：軽症に対し、補体産生、Cls を抑えて溶血をコントロール
造血幹細胞移植：造血不全型でよく使われる。完治の可能性あり。

5　再生不良性貧血

　再生不良性貧血（AA）は「造血不全」の代表的な疾患の 1 つです。多くの場合は「造血幹細胞」が自分の免疫（細胞性免疫、T 細胞が主役）により攻撃を受けて減少します。造血幹細胞が減っているため、血を作ることができずに全ての血球が下がります。

　なお、攻撃を仕掛けているリンパ系細胞が目立つようになり、顆粒球系細胞が著減しています。治療法は基本的には T 細胞を抑えるための免疫抑制療法、造血幹細胞を刺激する TPO 受容体作動薬や蛋白同化ステロイド、造血も免疫も総入れ替えする造血幹細胞移植になります。

造血不全の関係

造血不全の疾患には量が低下した再生不良性貧血（AA）や、質がおかしくなった骨髄異形成症候群（MDS）、PNH などのほか、赤血球系だけが攻撃を受けている赤芽球ろう（PRCA）などがあります。造血不全型 PNH は AA から移行が 37％ です。AA、MDS、PNH、PRCA それぞれに合わせた治療が行われます。

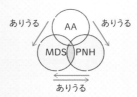

AA：再生不良性貧血
MDS：骨髄異形成症候群
PNH：発作性夜間血色素尿症

■ 再生不良性貧血の診断

①2 つ以上の血球低下がみられる（1 系統だけの場合、PRCA をはじめ 1 系統の造血不全疾患）。

②他の汎血球減少を起こす疾患ではないことの確認。

　骨髄穿刺：白血病・MDS などではない、線維化などもみられない。

　骨髄生検：骨髄低形成で、脂肪髄・リンパ球比率の増加などを確認する、など。

　再生不良性貧血は 2 系統以上の血球減少を認めることが疾患の定義になり、その中で他の同様の所見をきたす疾患を除外していきます。

　低形成の白血病や MDS ではなく、他の造血不全を起こすリンパ系腫瘍などでもない。そういった腫瘍性疾患ではないことが重要になります。

■ 再生不良性貧血の機序

攻撃しているのはT細胞です。感染
症や薬剤など原因があり、間違えて
HSCを敵と認識する場合もあれば、骨
髄環境やHSCの問題で攻撃を受ける
こともあります。

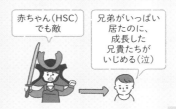

■ 再生不良性貧血の治療

「免疫抑制療法」が主体です。ただし、40歳以下であれば完治の可能
性が最も高い造血幹細胞移植が選択されます。

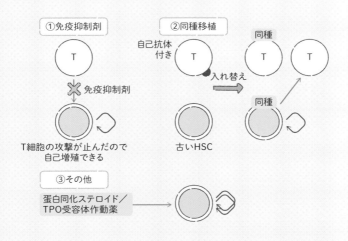

■ 再生不良性貧血の免疫抑制療法

重要 **ATG + CsA ± TPO-RA**

ATG+CsA ± TPO-RA は再生不良性貧血の免疫抑制療法として入院が必要です。ATG は T 細胞だけでなく「胸腺にいた細胞」に対する免疫グロブリンのため、好中球や血小板も投与初期には減少します。そのため、一時的に輸血頻度の増加や好中球の低下が起きます。ATG は異種蛋白（今回はウサギ）のため、アレルギー症状が必発です。そのためステロイド剤がアレルギー予防に使用されています。治療効果が出てくるまでは感染管理、輸血管理、アレルギー管理が重要ですので必ず入院になります。

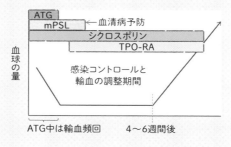

6 赤芽球ろう

　赤芽球ろう（PRCA）は赤芽球系前駆細胞が自己免疫で障害され、赤血球造血のみが低下する疾患です。入院ではあまり対応しないので、血液内科病棟に入院することは稀だと思いますが、リンパ系悪性腫瘍が原因で生じていることがあり、その場合は抗癌剤治療のため入院になります。たまに入院診療がありますので、疾患名は覚えておくとよいです。

　この疾患は大きく「特発性」「胸腺腫合併」「リンパ増殖性疾患合併」に分かれます。治療の基本は免疫抑制療法ですが、原因によって対処が異なります。特発性や胸腺腫合併の場合はシクロスポリンが主体に

なりますが、リンパ系腫瘍が原因の場合はシクロホスファミドなどの抗癌剤が治療の主体になります。

表1　赤芽球ろうのタイプと治療

	疾患の割合	治療に使う薬剤		
		シクロスポリン	ステロイド	シクロホスファミド
特発性	39%	74%	60%	-
胸腺腫合併	23%	95%	46%	-
リンパ増殖性疾患合併	14%	25%	0%	75%

7 骨髄異形成症候群

　骨髄異形成症候群（MDS）は造血不全の疾患の中では「悪性疾患」に位置付けられます。症候群という名前が示すように、いくつかの疾患が集まった概念になります。

■ 特徴

　MDS の死因は
　　白血病（白血球の癌化）：3 割
　　感染症（好中球の減少）：3 割
　　脳出血（血小板の減少）：3 割
とされ、好中球減少や血小板減少の程度、白血病への進行度合いが生命予後に関わってきます。

（次頁に続く）

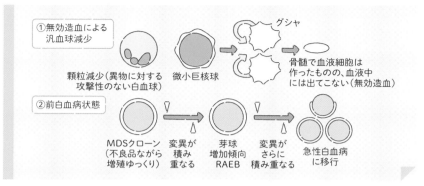

治療法は、完治を目指すには同種造血幹細胞移植しか今のところはありません。そのため移植ができない患者では「共存」を目標とした治療を行っていきます。

白血病へ向かいつつある患者（高リスク）では「アザシチジン」が使用されます。5q症候群というグループでは「レナリドミド」、芽球の増加がなく低形成骨髄の場合に保険適用はありませんが「免疫抑制剤」、エリスロポエチンが低下している貧血主体の患者では「ダルベポエチン（ただし商品名ネスプ®のみが保険適用）」など、それぞれのタイプで疾患に対する治療法は変わります。また、支持療法としての輸血や抗菌薬、鉄キレート療法なども重要です。

■ 診断のステップ

1）1系統以上の血球減少
2）他の血球減少を生じる疾患（とくに白血病）を確認（芽球 < 20%）
3）異形成や染色体異常をもつ
4）骨髄検査で異形成→診断確定
血球増加がある場合は骨髄異形成症候群／骨髄増殖性腫瘍（MDS/MPN）という疾患概念が別にあります。

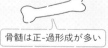
骨髄は正-過形成が多い

■ 予後因子

予後因子として IPSS（ 表2 ）や IPSS-R（ 表3 ）がありますが、血球数・芽球の割合、染色体異常の3つで評価します。高リスクは白血病にも劣らない予後の悪さです。

表2 国際予後スコアリングシステム（IPSS）

	0	0.5	1	1.5	2
骨髄中芽球	<5%	5〜10%		11〜20%	>20%
核型異常*	良好	中間	不良		
血球減少	なし/1系統	2-3系統			

* 核型異常　良好：正常核型、-Y、del（5q）、del（20q）
　　　　　　不良：7番染色体の異常、または複雑核型（3種類以上の異常）
　　　　　　中間：良好でも不良でもない

リスク群	点数	生存期間中央値	25%AML移行期間
Low	0	5.7年	4.4年
Int-1	0.5〜1	3.5年	3.3年
Int-2	1.5〜2	1.2年	1.1年
High	2.5以上	0.4年	0.2年

日本血液学会。造血器腫瘍診療ガイドラインをもとに作成

表3 改訂国際予後スコアリングシステム（IPSS-R）

予後因子の配点	0	0.5	1	1.5	2	3	4
核型	Very Good		Good		Intermediate	Poor	Very Poor
骨髄芽球	≦2		2〜5		5〜10	>10	
Hb（g/dL）	≧10		8〜10	<8			
血小板数（×10^3/μL）	≧100	50〜<100	<50				
好中球数（10^3/μL）	≧0.8	<0.8					

リスク群	点数	生存期間中央値	25%AML移行期間
Very low	≦1.5	8.8年	到達せず
Low	>1.5〜3	5.3年	10.8年
Intermediate	>3〜4.5	3.0年	3.2年
High	>4.5〜6	1.6年	1.4年
Very high	>6	0.8年	0.73年

日本血液学会。造血器腫瘍診療ガイドラインをもとに作成

■ 治療

完治：造血細胞移植のみ→移植可能な年齢か、移植のメリットは大きいか？
移植できない・しない時→どうやって共存するか？
骨髄異形成症候群の治療で完治を目指せるのは造血幹細胞移植のみです。
ただ、移植は死亡率も高いため患者さんによっては実施できません。
そのため他の治療法も複数ありますが、高リスク MDS に対するアザシ
チジンを覚えておきましょう。

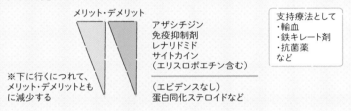

● 1）治療方針

治療方針は、大きく低リスクか高リスクかを IPSS や IPSS-R で分け
ます。そのあとはタイプによって振り分けていきます。

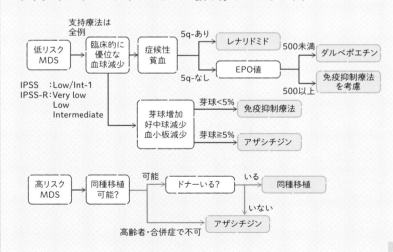

● 2）治療経過

アザシチジンは初期に入院治療で開始することもあります。これは感染リスクが高い（好中球 <500/µl）患者さんで多いのですが、通常は4～6回はやらないと効果がわからない（6回目くらいまでは改善の可能性がある）ため、初期導入の後は外来治療になります。患者さんごとに経過は異なりますが通常は3～4週間で血球が回復してくるので、そのタイミングで2コース目に入ります。効果があれば効かなくなるまで継続します。
副作用は初期には**軽度の嘔気と便秘**、たまに**皮疹**があります。

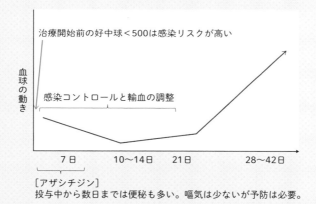

治療開始前の好中球＜500は感染リスクが高い

血球の動き

感染コントロールと輸血の調整

7日　　10～14日　　21日　　28～42日

［アザシチジン］
投与中から数日までは便秘も多い。嘔気は少ないが予防は必要。

まとめ

　この中には記載していない疾患もいろいろありますが、貧血性疾患はこの7つの病気をまず理解しましょう。治療経過としてアザシチジンやATG+CsAを理解しましょう。

8

白血球系疾患

- ☑ 白血球疾患は造血器悪性腫瘍（白血病・悪性リンパ腫・多発性骨髄腫）が主な疾患です。

- ☑ 特に入院では急性白血病や悪性リンパ腫の再発・難治の患者さんが多いです。

- ☑ 入院で行われる抗癌剤治療を中心に経過と副作用を押さえましょう。

1 急性白血病

急性白血病は芽球と呼ばれる未熟な血液細胞が増加し、正常造血ができなくなる疾患です。骨髄性とリンパ性に分けられ、治療方針もそれぞれ異なります。

急性白血病は芽球の増加により正常な血液が作れなくなる疾患。それにより感染・出血・貧血などが生じます。
そのほか、白血病細胞が様々な臓器に浸潤します。肺に入れば呼吸不全になり、脳に行けば意識障害などを起こします。また、播種性血管内凝固により出血傾向を起こすこともあります。

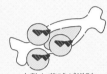

未熟な芽球が増殖
（視認できる）
⇩
正常造血の抑制

・貧血
・好中球減少
・血小板減少

■ 治療法

病気を発症してからの最初の治療（寛解導入療法）は状況が悪化したところから抗癌剤治療を開始するため、死亡率も高く注意が必要です。さらに初回の標準治療で7割の患者さんは完全寛解（見た目正常、造血回復）を得られますが、3割の患者さんは部分寛解か抗癌剤が無効という状況です。悪い状態が持続するため、患者さんの死亡リスクはさらに上昇します。

地固め療法というダメ押しの治療は通常は4週間前後で造血回復が得られるため、リスクはありますが死亡率は寛解導入ほど高くありません。

初回治療は状況が悪くてもやらざるを得ないことが多く、医師・看護師が注意深く診療を行う必要があります。

　化学療法に関しては、基本的には骨髄抑制に注意し、特徴的な副作用のあるものは、それに注意することが重要です。看護師は、出現が予測可能な副作用を患者さんに確認することで、治療をより安全確実に遂行する原動力になります。

　急性白血病の治療は「血液内科」を代表する治療であり、これを極力安全にできることはその病院・病棟が血液内科病棟として十分な能力があると言えると考えます。

治療の流れ
予後良好なタイプでは抗癌剤治療だけで完治が期待できますが、予後不良なグループでは造血幹細胞移植が必要となります。
急性白血病の診断後は寛解導入療法を行います。高齢者の場合は染色体検査の結果を待って治療方針を決めることが最近は推奨されています。
寛解導入療法後は地固め療法に進みますが、患者さんの評価によっては初回寛解から同種移植に進むこともあります。

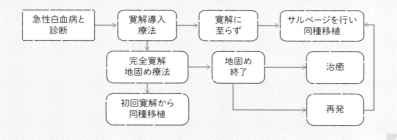

地固め療法の治療過程

地固め療法は基本的に改善した状態での治療のため、**普通は同じような経過**になることが多いです。治療法により骨髄抑制期間が異なります。大量シタラビンでは G-CSF と併用して Day23 〜 28、併用しないと Day35 くらいに回復します。急性リンパ性白血病も治療法によりますが、JALSG202-O の地固め療法では Day21 くらいに回復します。

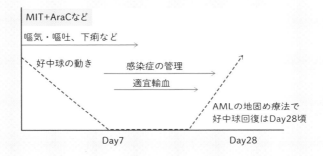

同種造血幹細胞移植の過程

同種造血幹細胞移植は「前処置」と呼ばれる抗癌剤や放射線治療のタイミング、Day0 という**輸注日から生着**までは感染症や抗癌剤の副作用の管理が中心です。**生着前後**から移植特有の合併症が始まりますが、まず Day10 あたりから **VOD/SOS** という合併症があり、腹痛・体重増加・肝障害に気をつけます。

生着する頃から**生着症候群**という「サイトカイン」による合併症、その流れでそのまま続くこともありますが**急性 GVHD** が起きることもあります。生着前後から記憶障害や意思の疎通が急にはかれなくなったら、**HHV-6 脳炎**を疑う必要があります。Day30 前後からは **TMA という移植後 TTP** のような合併症（TTP は 134 頁参照）が出てきます。それらを管理して退院に持っていきます。

（次頁に続く）

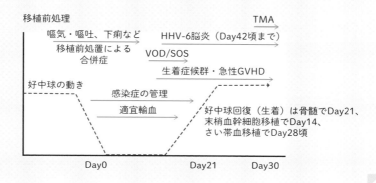

2 急性骨髄性白血病

急性骨髄性白血病（AML）には、予後良好群として急性前骨髄球性白血病（APL）や CBF 白血病（t（8;21）、inv（16）、t（16;16）を伴うもの）があげられ、APL は全トランス型レチノイン酸（ATRA）や亜ヒ酸によって治療成績が非常に向上しています。CBF 白血病は地固め療法として「大量シタラビン療法（HDAC）」を用いることで成績が向上しています。

AML の診療フローチャート
AML は寛解導入療法後に寛解に入れば、予後良好群は抗癌剤治療となります。予後中間群は良いドナーがいれば（血縁ドナーなど）同種移植、予後不良群は移植を追求する方針になることが多いです。

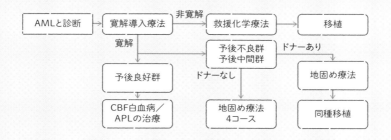

重要 **AML の治療過程**

AML の寛解導入療法で重要なことは、まず腫瘍を壊す際に「腫瘍崩壊症候群」が起きることです。十分な輸液、尿酸合成阻害薬を用いて腎機能や電解質異常を起こさないことが大事です。油断すると腫瘍が壊れる速度に腎機能が耐えられず、腎機能が悪化していきます。そしてカリウムが上昇し、カルシウムが低下して突然の心停止が起きます。リンが上昇するのも特徴です。

次に感染症や DIC の管理です。DIC は腫瘍を壊しきれば落ち着きますので、そこまで出血死させないようにします。感染症はできるだけ管理しますが、基本的に好中球が回復しないと油断できないため、完全寛解になるまでは感染症との戦いが続きます。

造血回復は AML の標準治療では Day35 までに回復することが多いです。

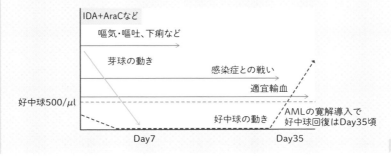

3 急性リンパ球性白血病

急性リンパ性白血病（ALL）は BCR-ABL 融合遺伝子が陽性になるフィラデルフィア染色体（Ph）陽性白血病に対しての TKI 併用化学療法が成績を上昇させています。

ALLの治療過程

ALLは**フィラデルフィア染色体陽性か陰性**かで治療方針が分かれます。

基本的にドナーがいれば移植をすることが多いのですが、最近の研究結果からは予後不良なグループでなければ、抗癌剤治療だけでもそれなりに治ることがわかってきています。

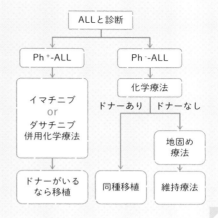

重要 ALLの寛解導入療法

ALLの治療方針は年齢によりかなり異なりますが、JALSG202-Oの寛解導入療法を提示します。**プレドニゾロンによるプレフェーズの治療**が行われ、1週間のうちに**BCR-ABLが陽性か陰性**かを確認します。その後、診断に合わせて治療を行います。治療初期に腫瘍崩壊症候群などに気をつけるのはAMLと同様です。

大きく異なるのは薬剤です。ビンクリスチン（オンコビン®）が週1回入りますので、神経障害が強く出ます。また、L-アスパラギナーゼ（ロイナーゼ®）による**急性膵炎、重症脂肪肝による肝障害、凝固異常による出血傾向**など、注意すべきことがいろいろ加わります。

G-CSFを使用して造血回復を促進できるため、骨髄抑制からは早めに回復します。

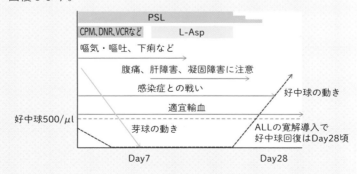

4 急性前骨髄球性白血病

　一番予後が良い急性白血病は急性前骨髄球性白血病（APL）です。APL は PML-RARA（95％）という遺伝子異常により、前骨髄球のレベルで成熟が止まる白血病です。播種性血管内凝固（DIC）により治療開始前、治療開始早期に出血死するリスクが高いのですが、治療が進めば最も予後が良い白血病です。

　この疾患は血液内科医が確実に治療をして完治させたい疾患の1つです。

APL の特徴
線溶系 DIC を生じます。治療を開始できれば予後良好です。CD33 があるので、ゲムツズマブ オゾガマイシン（GO）が効きやすいです。

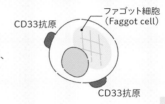

ATRA
APL は ATRA の登場前は最も予後が悪い白血病でした。抗癌剤により DIC による出血傾向が引き起こされ、出血死してしまうのです。
ATRA は DIC を悪化させずに白血病細胞を成熟させ、そのまま細胞死に導きます。しかも有効性が高いのです。ATRA 登場により、7割の患者さんは化学療法のみで完治が期待できます。そして亜ヒ酸（ATO）との併用では高リスク群を除けば9割の患者さんに完治が期待できます。
APL の ATRA は DIC のリスクと分化症候群のリスクを分散させるような治療でもあります。
そのため白血球数が少ない場合は ATRA 単独で行いますが、増えてくると抗癌剤との併用療法になります。

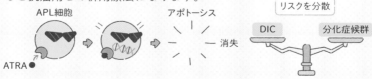

分化症候群

分化症候群とは、前骨髄球で成長が止まった白血球が、一気に成熟してくることでサイトカインストームが起きて発熱・呼吸不全・浮腫などが起きることです。幼稚園児がいっぱいいたのに、一気に成人になってヤンチャしている感じです。これを予測する重要な要素は**体重増加**と**浮腫**です。この時点で対応すれば通常は重症化して死亡することはないと思います。

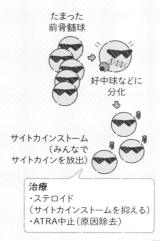

たまった
前骨髄球

好中球などに
分化

サイトカインストーム
（みんなで
サイトカインを放出）

治療
・ステロイド
（サイトカインストームを抑える）
・ATRA中止（原因除去）

5 慢性骨髄性白血病

　慢性骨髄性白血病（CML）は BCR-ABL 融合遺伝子が造血幹細胞に発生し、正常血球の増殖が亢進している疾患です。分化は正常なので、腫瘍細胞とはいえ感染制御もアレルギー反応もできます。そのため慢性期では腫瘍細胞の増殖により肝脾腫が起きて、圧迫による症状や、ヒスタミンなどの産生による胃潰瘍・全身掻痒感が症状になります。しかし、3〜5年の経過で急性転化してしまい、命に関わってきます。

　治療法は、BCR-ABL を阻害する薬であるチロシンキナーゼ阻害薬（TKI）を使います。TKI の副作用はそれぞれ異なりますが、第1世代であるイマチニブの登場で10年生存率80%以上の薬剤になりました。入院診療は稀ですが、疾患としては重要ですので覚えておきましょう。

CML の症状

通常は白血球増加、血小板増加が目立ち、
赤血球も少し増加しています。

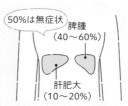

50%は無症状
脾腫
（40～60%）
肝肥大
（10～20%）

白血球など

サイトカイン↑
倦怠感
高ヒスタミン血症
による瘙痒感

好塩基球

ヒスタミン

CML の検査異常

・白血球増加
　（芽球～好塩基球・好酸球）
・血小板増加
・NAPスコア低値
・ビタミンB$_{12}$高値

骨髄検査
（BCR-ABL
融合遺伝子
の確認）

TKI の種類

現在、日本で使用できる TKI は 5 種類。ポナチニブ以外は初発 CML
で使用できます。患者さんの背景疾患などで選択しますが、多くの
場合は外来で治療を行っています。

	イマチニブ	ニロチニブ	ダサチニブ	ボスチニブ	ポナチニブ
イマチニブを基準とした ABL を抑える力	1	20	325	50 ～ 200	130
阻害の特異性	PDGFR>C-KIT>ABL	ABL>PDFGR>C-KIT	Src Family などいろいろ	Src など	ABL>VEGFR
副作用	皮疹・体液貯留・こむら返り	血糖値上昇・血管病変	胸水貯留・消化管出血	下痢・皮疹・肝障害	膵炎・腹痛

6 骨髄増殖性腫瘍

　骨髄増殖性腫瘍（MPN）とは白血球・赤血球・血小板が増加する疾患の総称で、既出の CML も加えて、真性多血症（PV）、本態性血小板血症（ET）、原発性骨髄線維症（PMF）が代表疾患になります。

　治療法はハイドロキシウレアという内服薬を中心に血球コントロールを行い、血栓症予防にアスピリンを使用します。PV と PMF ではルキソリチニブ（ジャカビ®）が、ET ではアナグレリド（アグリリン®）が使用されます。ルキソリチニブは免疫抑制効果が強く、結核や B 型肝炎ウイルスの再活性化などのリスクがあり、アナグレリドは頭痛や動悸などの心血管系の副作用に注意が必要です。

骨髄増殖性腫瘍（MPN）
造血細胞の異常で 1 系統以上の血球が腫瘍性増殖します。MPN は 1 系統以上の血球が増加する疾患の総称で、CML、PV、PMF、ET の 4 つが代表的疾患です。この順で診断の優先順位が高くなります。

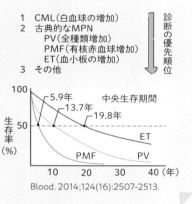

1　CML（白血球の増加）
2　古典的なMPN
　　PV（全種類増加）
　　PMF（有核赤血球増加）
　　ET（血小板の増加）
3　その他

診断の優先順位

中央生存期間

5.9年
13.7年
19.8年

生存率（%）

ET
PMF
PV

10　20　30　40（年）

Blood. 2014;124(16):2507-2513.

真性多血症（PV）

PV は赤血球が増加することで、血液の粘性度が上がり、脳梗塞などの血栓症が増える疾患です。基本的に血栓リスクを評価し、瀉血・抗癌剤・抗血栓薬で血栓症を予防します。
薬剤はハイドロキシウレア・ルキソリチニブを用います。

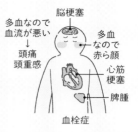

原発性骨髄線維症（PMF）

PMF は白血球増加・血小板増加で発症しますが、病気の進行に伴い骨髄内が線維化し、造血不全になっていきます。骨髄で造血ができなくなるため、肝臓や脾臓で造血するようになり巨脾による症状や様々なサイトカインによる症状が起きます。死亡リスクも高いため、高リスクで移植可能な患者さんでは同種移植を施行します。

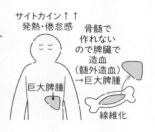

本態性血小板血症（ET）

ET は血小板を中心に造血が亢進する疾患で、脳梗塞などの血栓症が増えます。ただ、血小板数が増えすぎると、血小板を結合する「のり」の成分である von willbrand 因子が欠乏し、出血傾向になります。基本的にハイドロキシウレアによる血小板数のコントロールとアスピリンによる血栓予防を行います。

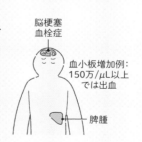

7 慢性リンパ性白血病

慢性リンパ性白血病 / 小リンパ球性リンパ腫（CLL/SLL）は成熟リンパ球の腫瘍性疾患で、進行はゆっくりですが、完治は厳しい疾患のため病状の悪化時に治療を開始します。

慢性リンパ性白血病（CLL）
CLL は成熟リンパ球の腫瘍が血中に増殖する疾患で、貧血や血小板減少などが進行した時に治療が始まります。完治はしませんが、非常にゆっくりと進行する疾患です。

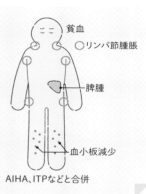

貧血
リンパ節腫脹
脾腫
血小板減少
AIHA、ITPなどと合併

改訂 Rai 分類と予後

改訂 Rai 分類	Rai 分類 病期	基準	予測生存期間
低リスク	0	リンパ球増加のみ	12 年
中間リスク	I	リンパ球増加 + リンパ節腫大	11 年
	II	リンパ球増加 + 肝脾腫	8 年
高リスク	III	貧血（Hb<11g/dL）	5 年
	IV	血小板減少（血小板 < 10 万 /μL）	5 年

治療適応

CLL の治療開始基準

- 改訂 Rai 分類の高リスク
- 肋骨弓下 6cm 以上の脾腫、進行性・症候性の脾腫
- 直径 10cm 以上のリンパ節、進行性・症候性のリンパ節腫脹
- 2 ヶ月以内に 50% 以上のリンパ球増加、6 ヶ月以下のリンパ球倍加時間
- ステロイドや他の治療に反応性の悪い AIHA、ITP
- CLL による B 症状、PS を悪化させる全身倦怠感

治療薬

治療薬はフルダラビンなどの治療薬がありますが、近年では**ブルトン型チロシンキナーゼ阻害薬（BTK-I）**が登場したため、これらの薬剤による治療が主流です。初回治療は今では多くの場合はイブルチニブ（BTK 阻害薬）が使用されます。オファツムマブなどもありましたが、2021 年 5 月に保険適応になりました。アレムツズマブ（抗 CD52 抗体）は T 細胞も B 細胞も潰す抗体のため T 細胞性のリンパ腫や移植の GVHD 予防で使用されます。

再発難治でも**ベネトクラクス（BCL-2 阻害薬）やアカラブルチニブ（新規 BTK 阻害薬）**が使用されます。ベネトクラクスは腫瘍崩壊症候群のリスクが高いため、治療開始は入院になりますので、覚えておいてください。

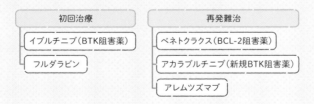

❽ 悪性リンパ腫総論

　悪性リンパ腫は一定の分化段階（成長段階）のリンパ球が腫瘍化した疾患です。芽球という赤ちゃんレベルで腫瘍化した急性リンパ性白血病とは異なり、各疾患でかなり違いがあります（成長すればするほど、個性が出ます）。

　診断の基本はリンパ節生検ですが、病状により待つことができずに治療に入ることもあります。

　ホジキンリンパ腫は5種類、非ホジキンリンパ腫はB細胞リンパ腫とT/NK細胞リンパ腫に分かれ、さらに細かく分かれます。詳細は省きますが、それらをさらに3つに分けることができます。低悪性度リンパ腫という年単位でゆっくり悪化し、完治ではなく共存を目指す疾患、中悪性度リンパ腫という月単位で悪化し、半年から1年で死亡する疾患、高悪性度リンパ腫という週単位で悪化し、1ヶ月前後で死亡する疾患です。

悪性リンパ腫の分類

　あるレベルまで分化した成熟リンパ球の腫瘍で、主にリンパ節で増殖したものを指します。悪性リンパ腫を大きく分けると「ホジキンリンパ腫」と「非ホジキンリンパ腫」に分かれます。標準治療はホジキンリンパ腫は ABVD（A-AVD）、非ホジキンリンパ腫は CHOP 療法が基本になります。

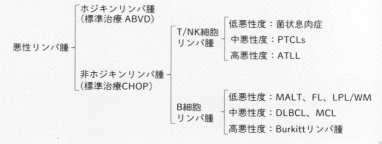

リンパ節生検

悪性リンパ腫は基本的にリンパ節生検で診断が確定します。リンパ節は腫瘍の増殖により**球状で 1.5cm 以上**の大きさになり、**スーパーボールくらいの硬さ**です。

広がり（Stage）は基本的に PET-CT と骨髄検査で行いますが、1 箇所だけなら Stage I、横隔膜を超えないなら Stage II、横隔膜を挟んで上下にあれば Stage III、びまん性に広がっていたら Stage IV です。

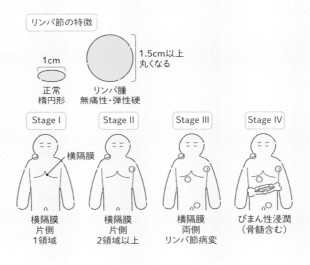

リンパ節の特徴

1cm
正常
楕円形

1.5cm以上
丸くなる

リンパ腫
無痛性・弾性硬

Stage I — 横隔膜
横隔膜
片側
1領域

Stage II
横隔膜
片側
2領域以上

Stage III
横隔膜
両側
リンパ節病変

Stage IV
びまん性浸潤
（骨髄含む）

---

9 濾胞性リンパ腫を中心に「低悪性度リンパ腫」

　濾胞性リンパ腫を中心とした低悪性度リンパ腫は年単位でゆっくり進行する疾患です。進行はゆっくりですが、治療開始してから 10 年後、15 年後に再発することもあり、生存曲線が横ばいにならないことから「完治はしない」という考え方で治療を行います。

　共存を目的に治療を組み立てていく必要があります。つまり「早期発見・早期治療」の有益性が乏しく、病気が進行してから治療開始の方が良いと考えられています（積極的に治療をしたグループと、病状が悪化してから治療を開始したグループの 10 年後の生存率が

同じです）。

　濾胞性リンパ腫は IgH と BCL2 というものの転座が Key になって
いますが、これはアポトーシス抑制因子が恒常的に出ている異常です。
すなわち死ななくなったリンパ球が、リンパ球と同じ速度で増殖して
きます。そのため「増殖速度が速い」腫瘍が得意な CHOP 療法よりも
ベンダムスチンなどの薬剤や抗体医薬であるリツキシマブの効果が高
いです。

　ベンダムスチンで重要なことは「ゆっくり増殖する濾胞性リンパ腫
にも有効」＝「正常なリンパ球のダメージも大きい」ということです。
CD4 リンパ球はほぼ確実に 200 未満（AIDS の発症と同じレベル）ま
で下がり、患者さんによっては 50 未満（稀ですが数十人に 1 人くら
いいます）まで下がり、サイトメガロウイルス肺炎などの重篤なウイ
ルス感染症を起こすことがあります。

　各疾患の特徴がありますが、ベンダムスチンを併用した治療法の臨
床経過は押さえておきましょう。

濾胞性リンパ腫
濾胞性リンパ腫は t（14; 18）転座、IgH-BCL2 により**リンパ球が不死化**
したリンパ腫で、発症時は増殖速度が正常リンパ球と変わらないので、
ゆっくり増えます。
そのため抗癌剤の効果も限定的であったため、リツキシマブ登場まで
は経過観察して、悪化し始めたら CHOP 療法を行っていました。

・濾胞構造を保ったまま増殖
・アポトーシスしなくなった
　リンパ球がゆっくり増殖

・胚中貪食組織球(TBM)は
　濾胞性リンパ腫では
　なくなります

セントロブラストの頻度で
Grade 1～3bに分類

濾胞性リンパ腫と薬物療法

リツキシマブが登場してから、腫瘍の増殖とは関係なく抑えることができるようになり、積極的な治療が行われるようになりました。

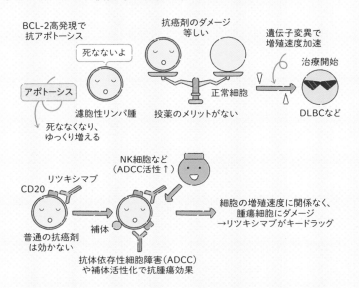

治療開始 GELF の基準

リツキシマブを使用しても 10 年後の生存率は、増悪後から治療を開始した患者さんと同じであり、治療開始基準が定められています。

治療開始は GELF の基準を用います。平たく言えばリンパ腫による悪影響（B 症状、胸水・腹水、血球減少）が出たら治療開始です。

① 3つ以上の領域で3cm以上の病変	⑤ 胸水・腹水
② 巨大腫瘤(>7cm)	⑥ 血球減少
③ B症状	⑦ 白血化(>5000/μL)
④ 脾腫(>16cm)	⑧ LDH、β_2ミクログロブリン正常上限以上

予後予測 FLIPI と FLIPI2

予後予測は FLIPI[*1] と FLIPI2[*2] が用いられますが、リツキシマブ登場後のものが FLIPI2 です。

	FLIPI	FLIPI 2
予後因子	①年齢：61 歳以上 ②血清 LDH：正常上限を越える ③ヘモグロビン値：12g/dL 未満 ④節性病変領域数：5 領域以上 ⑤病期：Ⅲ または Ⅳ期	①年齢：61 歳以上 ②β_2 ミクログロブリン値： 　正常上限を越える ③ヘモグロビン値：12g/dL 未満 ④最大のリンパ節病変の長径： 　6cm を超える ⑤骨髄浸潤：あり

	FLIPI			FLIPI2		
Risk 分類	予後因子	5 年 生存率	10 年生存率	予後因子	3 年無増 悪生存率	5 年無増 悪生存率
低リスク	0 〜 1	91%	71%	0	91%	80%
中間 リスク	2	78%	51%	1 〜 2	69%	51%
高リスク	3 以上	53%	36%	3 以上	51%	19%

＊ 1 Blood . 2004 Sep 1;104(5):1258-65.
＊ 2 J Clin Oncol. 2009 Sep 20;27(27):4555-62.

治療アルゴリズム

濾胞性リンパ腫の限局期は高齢者であれば放射線治療が選ばれることがあります。若年者では迷うところですが、二次発癌のリスクを考え経過観察も選択肢です。進行期に GELF 基準を満たしたら積極的に治療を開始します。満たさない場合、リツキシマブ単剤の有効性も言われていますが、コロナの関係で最近は行われていません。

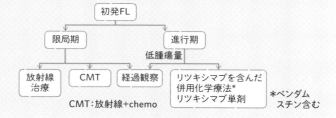

RB 療法の経過

R-B（リツキシマブ - ベン
ダムスチン）併用療法の
ポイントですが、**好中球
減少は 2 〜 3 週がピーク**
で、あまり下がらないこ
と、リンパ球は下がった
らなかなか回復しないこ
との 2 点です。**脱毛はな
い**のもポイントです。

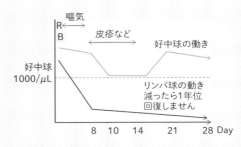

10 びまん性大細胞型 B 細胞リンパ腫を中心に 「中悪性度リンパ腫」

　びまん性大細胞型 B 細胞リンパ腫（DLBCL）を中心とした中悪性度
リンパ腫は月単位で進行し、半年から 1 年で死に至ります。そのため
低悪性度リンパ腫と異なり、診断後は速やかに治療を開始します。固
形癌よりも増殖速度が速いので、同時に見つかったらリンパ腫を優先
することが多いです（転移している固形癌の場合はいろいろ考える必
要があります）。DLBCL 以外にもホジキンリンパ腫や末梢性 T 細胞
リンパ腫なども中悪性度に位置付けられます。

　DLBCL は大型の細胞がリンパ節の既存構造を壊して増殖する悪性
リンパ腫のうち、他のリンパ腫の診断基準を満たさないものは全て分
類されます。そのためその他大勢といった位置付けです。慢性リンパ
性白血病や低悪性度リンパ腫の悪性度が上がると DLBCL の形態にな
ります。そのため、初発が DLBCL と診断され、再発時に濾胞性リン
パ腫だったとわかることもあります。

　治療法は（R-）CHOP が標準治療ですが、再発した患者さんでは
様々な救援化学療法が実施されます。

DLBCL

DLBCL は非ホジキンリンパ腫 40％を占め、中悪性度リンパ腫の代表格。月単位で進行し、半年から 1 年で死亡します。雑多な集団で、特徴、経過、もいろいろで、リンパ節病変以外にも胃や大腸（回盲部）など節外性（リンパ節以外）も多いです。

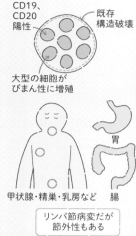

リンパ節病変だが節外性もある

予後指標

DLBCL は雑多な集団なので予後指標が重要です。予後指標として IPI や R-IPI を用いています。R-IPI はリツキシマブ登場後の指標です。予後因子はともに同じもの（年齢、LDH、PS、Stage、節外病変）を使用しています。

	予後因子	リスクグループ	因子数	4 年無増悪生存率	4 年全生存率
IPI	年齢 ≧ 61 LDH ≧ 施設基準 PS ≧ 2 Stage III / IV 節外病変：2 箇所以上	低	0 〜 1		
		低中間	2		
		高中間	3		
		高	4 〜 5		
R-IPI		Very good	0	94	94
		good	1 〜 2	80	79
		poor	3 〜 5	53	55

DLBCL の治療

DLBCL の治療方針は、限局期では R-CHOP6 コース or 3 コース＋放射線治療、進行期では R-CHOP6 コースになります。

ガイドラインでは 6 ～ 8 コースとは書いていますが、6 コースで治らない程度の感受性では 8 コースやっても完治はしません。オンコビンの神経障害が強く出るだけです。

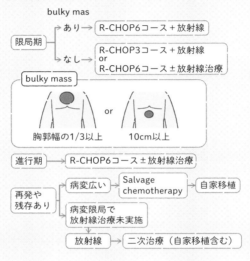

R-CHOP 療法の経過

R-CHOP を 2 日に分けた方法を提示します。基本的にリツキシマブの初回投与は infusion reaction に注意が必要です。CHOP 療法開始から嘔気・便秘などが出現し、好中球減少は 10 ～ 14 日で最低値（Nadir）になります。オンコビンの神経障害は蓄積毒性になります。

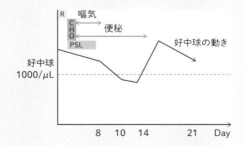

マントル細胞リンパ腫（MCL）

マントル細胞リンパ腫（MCL）は t（11;14）、IgH - cyclin D1 が原因遺伝子で、常に細胞増殖刺激になる Cyclin D1 が出ているため増殖が亢進しています。しかし、それほど増殖は速くなく、FL と DLBCL の間くらいの増殖速度のため、R-CHOP よりは R-B の方がよく効きます。

予後基準は MIPI というものがありますが、看護師は覚える必要はないと考えます。白血化や腸管ポリポーシス病変なども多いのが特徴です。

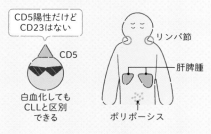

MCL の治療方針

若年者：R-Hyper-CVAD/MA など強力な治療
高齢者：R-CHOP、R- ベンダムスチンなど
再発時：R- ベンダムスチン、イブルチニブ、ボルテゾミブなど

MCL は低悪性度に近い性質を持った中悪性度リンパ腫で、完治はなかなか厳しいものの治療はすぐにやらなくてはいけないという微妙なグループです。

若年者では大量シタラビンを含んだ治療が推奨され、自家末梢血幹細胞移植も行われます。

高齢者ではベンダムスチンやボルテゾミブを含んだ治療が行われます。基本的に R-CHOP でも効きますが、効果は弱く他の治療が推奨になります。

11 バーキットリンパ腫を中心に「高悪性度リンパ腫」

　高悪性度リンパ腫は週単位で悪化し、1ヶ月程度で生命に関わるリンパ腫です。覚えるべき疾患はバーキットリンパ腫／白血病（BL）です。他に急性リンパ性白血病の腫瘍がリンパ節に病変を作っているリンパ芽球性リンパ腫（LBL）などが高悪性度です。

　BLでは、典型的には状態が悪化したところから治療が始まります。骨髄で増殖し、白血病と似たような骨髄抑制があることも多いです。R-CHOPも効きますが、これでは完治は難しく、通常はR-Hyper-CVAD/HD-MTX-AraC交代療法など急性リンパ性白血病に準じた治療を行います。BLはこれで80%程度の患者さんに完治が期待できます。LBLは急性リンパ性白血病に準じた治療方針になります。

BLの特徴

バーキットリンパ腫は回盲部・脳・骨髄・後腹膜などに好発する悪性度の高いリンパ腫で、週単位で悪化し、放置すると1ヶ月程度で死に至ります。
ただし、抗癌剤の感受性も高いので、強力な治療を行えば、80%の患者さんで完治が期待できます。
リンパ芽球性リンパ腫は急性リンパ性白血病と同じ疾患と考えて良いです。

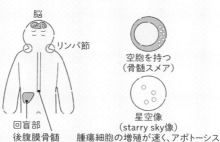

脳
リンパ節
回盲部
後腹膜骨髄
（30-40%）
空胞を持つ
（骨髄スメア）
星空像
（starry sky像）
腫瘍細胞の増殖が速く、アポトーシスした細胞をマクロファージが食べて抜けているところを星空と言っている

BL の治療

治療は Hyper-CVAD/HD-MTX-AraC などの治療法が推奨されています。これらは急性リンパ性白血病の治療の 1 つでもあり、白血病と同程度の治療を行えばバーキットリンパ腫は治る可能性が高いということです。そのため強い治療をきちんと行える医師・看護師のいる病院で治療を受ける必要があります。

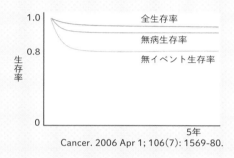

Cancer. 2006 Apr 1; 106(7): 1569-80.

12 末梢性 T 細胞リンパ腫

　T 細胞リンパ腫は非ホジキンリンパ腫の 20% であり、そのうちの約 10% が末梢性 T 細胞リンパ腫（PTCL）、7 〜 8% が成人 T 細胞白血病リンパ腫（ATLL）になります。PTCL は末梢性 T 細胞リンパ腫 - 非特定型（PTCL-NOS）、ALK 陽性未分化大細胞型リンパ腫（ALK⁺-ALCL）、ALK 陰性未分化大細胞型リンパ腫（ALK⁻-ALCL）、血管免疫芽球性 T 細胞リンパ腫（AITL）の 4 つが代表です。この 4 つを総称し PTCLs と言います。

　PTCL の標準治療は CHOP 療法になりますが、CHOP 療法で成績が比較的良いのは ALK 陽性 ALCL だけで、他は満足の行く成績ではありません。そのため、CD30 陽性 PTCL ではブレンツキシマブ ベドチン（CD30 抗体に抗癌剤をつけた薬）を使用した A-CHP が行われます。

　予後因子は PIT などがありますが、看護師で覚える必要はなく、CHOP では少し予後が悪いということを覚えておく必要があります。

　そのため再発時の治療が重要ですが、複数の新薬があります。どれもすごく効くとは言い難い（だいたい完全寛解率 20 ～ 30%）のですが、一部の患者さんに効果が出ることがありますので、効く薬を探すこともあります。

T 細胞リンパ腫の分類

T 細胞リンパ腫は PTCLs と ATLL に大別されます。どちらも予後が良いとは言えませんが、PTCLs は CHOP 療法が中心になります。
ATLL は抗癌剤の後に同種移植を追求する疾患になります。

覚えておきたい2つ

末梢性T細胞リンパ腫（PTCL） NHLの10% Stage III以上が7割 ALK陽性ALCL以外はCHOPで5年生存率3～5割	PTCLs: PTCL-NOS：5年全生存率32%と予後不良。新規薬剤多数 AITL：発熱などのB症状、高ガンマグロブリン血症を伴うことが多い。 ALK陽性ALCL：5年全生存率70%と予後良好。若年に多い。 ALK陰性ALCL：5年全生存率49%
成人T細胞白血病リンパ腫（ATLL） HTLV-1ウイルスにより発生する HTLV-1の主な分布が九州・沖縄のため西日本で多い。	

PTCLs の治療

PTCLs は基本的に CHOP 療法を使用することが多いのですが、CHOP の 5 年生存率が ALK 陽性 ALCL 以外は 3 ～ 5 割と低く、さらに良い治療法が模索されています。CD30 陽性の場合は **A-CHP** という CHOP のビンクリスチンをブレンツキシマブ　ベドチンに変更した治療法（どちらも神経毒性の薬）が行われます。

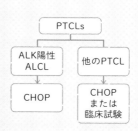

末梢性 T 細胞リンパ腫の治療薬

①ブレンツキシマブ ベドチン（抗 CD30 抗体 + 抗悪性腫瘍薬結合）
適応：CD30 陽性のホジキンリンパ腫、未分化大細胞リンパ腫

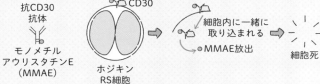

②モガムリズマブ（抗 CCR4 抗体）
適応：CCR4 陽性の ATLL、PTCL

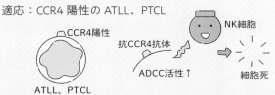

③ロミデプシン、ツシジノスタット（HDAC 阻害薬）
適応：再発・難治 PTCL

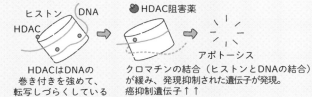

④フォロデシン（PNP 阻害薬）
適応：再発・難治 PTCL

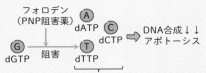

dGTP以外のDNAの材料（ヌクレオチドの前駆体）が作れなくなる

⑤プララトレキサート
MTX 同様葉酸代謝経路の阻害効果を持ち、細胞増殖を阻害します。

PTCL には様々な新規薬剤が登場しています。ここに書いているもの以外にも近日中に発売される見通しの薬もあります。ただ、これが一番良いというものはないため、患者さんの状況を見ながら治療薬を選んでいます。

13 成人T細胞白血病リンパ腫

　成人T細胞白血病リンパ腫（ATLL）はHTLV-1によって引き起こされる疾患で、HTLV-1キャリアの生涯発症率は5%とされています。ATLLの急性型とリンパ腫型は予後不良のリンパ腫（白血病）で、積極的な治療を行っても中央生存期間が1年程度と低い疾患です。

　mLSG15（VCAP-AMP-VECP）という多剤併用療法と移植が基本方針で、抗CCR4抗体のモガムリズマブやレナリドミドが新規薬剤になります。

ATLL の機序と症状

ATLL は HTLV-1 という母乳感染するウイルスにより発生する疾患で、九州に多く、予後不良な疾患です。

腫瘍細胞の浸潤による様々な症状に加えて、腫瘍により引き起こされる高カルシウム血症による口渇・多飲・多尿、腎不全などや免疫不全による感染症が問題になります。

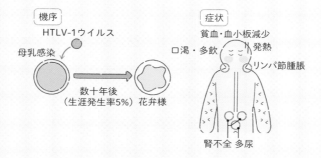

ATLL の分類と診断

急性型やリンパ腫型は 1 年前後の生存期間とされ、これらは積極的な抗癌剤治療と移植が可能であれば移植を行うのが標準的な治療になります。まずは全身症状があって、血中に 1% 以上 ATL 細胞があれば急性型、なければリンパ腫型と覚えてください。

分類

	全身症状	リンパ球数	異型リンパ球（%）	中央生存期間
急性型	あり		条件なし	8.3 ヶ月
リンパ腫型		<4000/μL	≦ 1%	10.6 ヶ月
慢性型	なし	≧ 4000/μL	≧ 5% or <5% なら他病変	30.2 ヶ月
くすぶり型		<4000/μL	≧ 5% or 皮膚病変	36.7 ヶ月

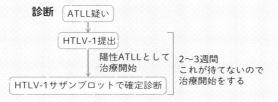

診断

ATLL疑い → HTLV-1提出 → 陽性ATLLとして治療開始 → HTLV-1サザンブロットで確定診断

2〜3週間
これが待てないので治療開始をする

ATLL の治療指針

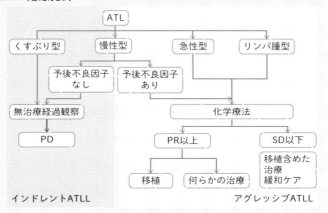

ATLL の治療法
① VCAP-AMP-VECP 療法：ATLL が抗癌剤耐性を獲得しやすいため、さまざまな抗癌剤を組み合わせた標準治療
②モガムリズマブ：PTCL の項を参照（117 頁）
③移植：完治の可能性あり
④レナリドミド：再発、難治 ATLL に 42％の奏効を示し、2016 年に認可
⑤ツシジノスタット：新規 HDAC 阻害薬

モガムリズマブやレナリドミドの有害事象は知っておく必要があります。

14 ホジキンリンパ腫

　ホジキンリンパ腫（HL）は Hodgkin 細胞や Reed-Sternberg 細胞といった腫瘍細胞の周囲に反応性 T 細胞が集まっているタイプの腫瘍で、20 歳前後と 60 歳前後の 2 峰性分布を示します。若年者では頚部から鎖骨上・縦隔にかけてのリンパ節腫大が中心で限局期のことが多く、高齢者は比較的進行期が多くなります。IPS という予後スコアを用いますが、基本的に ABVD で予後良好な腫瘍になります。ただ、ABVD で再発した患者さんや、効果がない患者さんは治療に難渋することがあり、再発した患者さんの半数は自家移植で完治しますが、残りの半数では同種移植やブレンツキシマブ ベドチン、抗 PD-1 抗体であるニボルマブが使用されます。

　ABVD でも十分な効果が期待できますが、ブレンツキシマブ ベドチンを併用した A-AVD 療法も最近では行われています。

ホジキンリンパ腫

病理学的な特徴はホジキン細胞などの腫瘍細胞の周りに正常なリンパ球が集まっている像を示します。

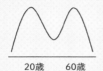

結節硬化型が若年者に多い

20歳　　60歳

限局期7割、進行期3割
頚部・鎖骨上リンパ節腫脹
若年者の75%

B症状 30%前後
発熱　　38℃以上
盗汗　　下着を交換するほどの寝汗
体重減少　6ヶ月で10%以上

予後スコア（IPS）

予後スコアとして IPS を用いますが、ABVD の成績で IPS スコア4点以下であれば80%の人が5年以上生存するリンパ腫です。IPS スコアの因子は「血清アルブミン」「男性」「ヘモグロビン」「年齢」「臨床病期」「白血球数」「リンパ球数」です。

IPS 点数	5 年全生存率
0	98 ± 2%
1	97 ± 1%
2	91 ± 2%
3	88 ± 4%
4	85 ± 4%
5 以上	67 ± 7%

J Clin Oncol. 2012 Sept. 20; 30(27): 3383-8.

HL の治療

治療は ABVD 療法が基本ですが、進行期では A-AVD 療法なども選択肢に上がります。

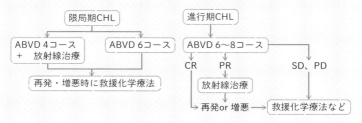

ABVD の治療経過

ABVD は 28 日ごと 4 ～ 6 コースの治療を行いますが、1 コースに Day1 と Day15 に ABVD の投与があります。**骨髄抑制は比較的強く、**患者さんによっては好中球が 500/μl 未満になることも多々あります。昔は止むを得ず 3 週ごとにすることもありましたが、最近はジーラスタを Day3 ～ 4 に投与し、Day14、Day15 で白血球が上昇傾向でないこと（G-CSF が全て消費されたこと）を確認して、定期的に実施することも行なっています。**ブレオの間質性肺炎やアレルギー症状、ダカルバジンの血管痛**もよく問題になります。

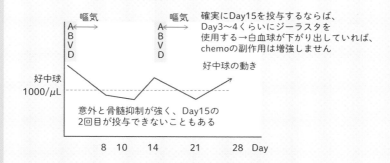

15　多発性骨髄腫

　多発性骨髄腫（MM）は形質細胞の腫瘍性疾患で、骨髄の中で腫瘤を作りながら増殖します。破骨細胞を刺激し、骨を溶かしながら増殖するため骨病変を形成し、それが多いと骨が溶け出して高カルシウム血症を引き起こします。また、貧血やベンスジョンズ蛋白（BJP）による腎障害（腫瘍の直接浸潤もあるとされます）もよくある症状で、この4つをまとめて CRAB 症状と言います。正常な免疫グロブリンが低下し、肺炎を中心とした感染症が増え、異常な免疫グロブリン（M蛋白と言います）が臓器に沈着したアミロイドーシスなど、症状は多彩です。

　治療法は抗癌剤ですが、以前は良い薬がなく延命すらできませんでした。しかし、ボルテゾミブ登場後に延命が可能になり、サリドマイド・レナリドミド・ポマリドミドといった免疫調整薬（IMiDs）やボルテゾミブ・イキサゾミブ・カルフィルゾミブといったプロテアソーム阻害薬（PI）、抗体医薬としてダラツムマブ・イサツキシマブ・エロツズマブなど様々な薬剤が出てきました。これらにシクロホスファミドやドキソルビシンなどの抗癌剤や、自家移植でも使用するメルファランを併用するなどの治療法が行われます。将来的に完治を目指す時がくるかもしれませんが、現時点では延命が目標の疾患になります。

　骨髄腫は完治しない疾患のため、治療が必要になったら治療を開始します。治療が不要な状態は Durie and Salmon 分類の Stage IA の患者さんです。他は治療適応があります。ISS や R-ISS といった予後分類があります。

多発性骨髄腫のステージ

病期	Durie & Salmon 分類	ISS 分類		R-ISS 分類		
		基準	生存期間	基準	頻度	5年生存率
I	以下を全て満たす 1. Hb > 10mg/dL 2. 血清 Ca 正常 3. 骨 X 線正常 or 孤立性形質細胞腫 4. M 蛋白低値 IgG<5g/dL、 IgA<3g/dL、 尿中 BJP<4g/日	血清β₂ MG < 3.5 mg/L 血清 Alb ≧ 3.5 g/dL	62ヶ月	ISS I 期かつ高リスク染色体異常*なしかつLDH 正常	28%	82%
II	I 期でも III 期でもない	I 期でも III 期でもない	44ヶ月	R-ISS の I 期でも III 期でもない	62%	62%
III	以下のどれかを1つでも満たす 1. Hb < 8.5g/dL 2. 血清 Ca > 12mg/dL 3. 進行した骨破壊 4. M 蛋白高値 IgG > 7g/dL、 IgA > 5g/dL、 尿中 BJP > 12g/日	血清β₂ MG ≧ 5.5 mg/dL	29ヶ月	ISS III 期かつ高リスク染色体異常*またはLDH 上昇	10%	40%
亜型 A	Cr < 2mg/dL					
亜型 B	Cr ≧ 2mg/dL					

＊高リスク染色体異常：del（17p）、t（4;14）、t（14;16）

多発性骨髄腫

多発性骨髄腫は形質細胞の腫瘍で、骨髄中で骨を溶かしながら増殖し、CRAB症状を中心とした多彩な症状を呈します。

正常な免疫グロブリンが低下し感染しやすくなっていることや、アミロイドーシスによる症状にも注意が必要です。

基本的に全身にあるため、抗癌剤治療が中心となりますが、脊髄の圧迫などの症状があれば放射線治療（腫瘍の縮小が早い）を行います。

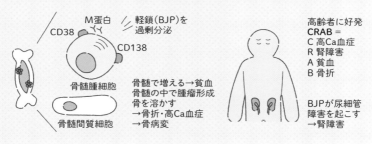

CD38　M蛋白　軽鎖（BJP）を過剰分泌　CD138

骨髄腫細胞

骨髄間質細胞

骨髄で増える→貧血
骨髄の中で腫瘍形成
骨を溶かす
→骨折・高Ca血症
→骨病変

高齢者に好発
CRAB =
C 高Ca血症
R 腎障害
A 貧血
B 骨折

BJPが尿細管
障害を起こす
→腎障害

MM の治療方針

多発性骨髄腫の治療指針は 65 歳未満、自家移植が可能かどうかでまず分けます。

自家移植が可能であれば、VRd や VCD（CyBorD）などで寛解導入を行います。一般的には 3 ～ 4 コースの治療を行い、幹細胞採取を実施。その後は大量メルファラン療法を前処置として自家移植を行います。3 ヶ月後くらいから地固め療法（地固めは必ずではない）や維持療法を行うことが多いです。

移植非適応であれば、病院にもよりますがボルテゾミブやレナリドミド、ダラツムマブを中心とした抗癌剤治療を行い、一定の改善を得た後に維持療法を行うことが多いと思われます。再発後はその経過により様々な救援化学療法を実施します。

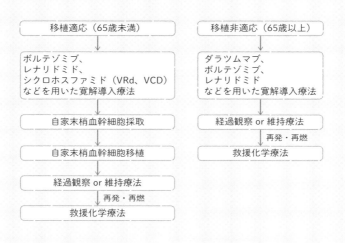

併用療法と治療薬

新規薬剤は**プロテアソーム阻害薬・免疫調整薬・抗体医薬**があり、これらとステロイド剤・殺細胞型の抗癌剤の併用療法で治療を行います。自家移植もあります。記載していませんが、時折 HDAC 阻害薬のパノビノスタットも使用されます。

薬疹は開始して 2 週間頃に出ることが多く、下痢や肝障害は開始して 3 ヶ月までに出ることが多いです。看護師として神経症状や心不全の症状、皮疹などは気にする必要があることと、抗体医薬の infusion reaction は腫瘍が減るまでリスクがあるので 1、2 回目は気にかける必要があります。

プロテアソーム阻害薬を中心とした治療	MPB/VMP Bd CyBorD/VCD	PAd PBd Kd
IMiDs（免疫調整薬）を中心とした治療	Rd MPT	Pd PCD
プロテアソーム阻害薬と IMiDs を中心とした治療	VRd/RVd、RVd-lite KRd	IRd
抗体薬を使用する治療	DBd/DVd	DRd /DLd ERd / ELd
臨床試験、治験		

薬剤名		副作用	
		よくあるもの	重篤なもの、 注意すべきもの
ボルテゾミブ	PI	末梢神経障害、免疫不全、血小板減少	心不全（1%）、間質性肺炎
カルフィルゾミブ	PI	心不全、高血圧、血球減少	心不全
イキサゾミブ	PI	下痢、肝障害、皮疹、血球減少	
サリドマイド	IMiDs	神経障害、眠気	深部静脈血栓症
レナリドミド	IMiDs	血球減少、皮疹、薬剤熱	深部静脈血栓症、重症薬疹
ポマリドミド	IMiDs	血球減少、皮疹、薬剤熱	
パノビノスタット		下痢、倦怠感、血球減少	
エロツズマブ	mab	リンパ球減少	infusion reaction（10%）
ダラツムマブ	mab	疲労、血球減少	infusion reaction（30 〜 40%）
イサツキシマブ	mab	疲労、血球減少	infusion reaction（30 〜 40%）

PI：プロテアソーム阻害薬、mab：抗体医薬

16 伝染性単核球症

　伝染性単核球症は EB ウイルスの初感染で起きる疾患で、幼少期では症状が出ないことが多いのですが、思春期以降では発熱をはじめとした症状が出てきます。kissing disease とも言われます。感染細胞はB 細胞ですが、T 細胞や NK 細胞に感染した場合、慢性活動性 EBV 感染症といいます。

伝染性単核球症
伝染性単核球症は EBV の初感染で起きます。発熱や咽頭痛、リンパ節腫大、肝脾腫が生じます。

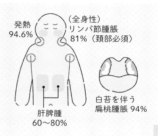

発熱 94.6%

（全身性）リンパ節腫脹 81%（頚部必須）

白苔を伴う扁桃腫脹 94%

肝脾腫 60〜80%

診断
血液検査では白血球増加、特にリンパ球が急激に増えます。患者さんによっては 2 〜 3 万 /μl 程度まで上がるため、白血病などと勘違いされて紹介されてくることもあります。
基本的に自然に治る疾患ですが、血液内科に受診されることが多い良性疾患の一つとして覚えていただければと思います。

診断基準（簡易版）
1. 臨床所見（3つ以上）
   a 発熱
   b 扁桃・咽頭炎
   c 頚部リンパ節腫脹
   d 肝脾腫
2. 検査
   末梢血リンパ球 ≧ 50% or ≧ 5000/μL
   異型リンパ球 ≧ 10% or ≧ 1000/μL
3. 血清学的所見

EB 抗体と感染パターン

	VCA-IgG	VCA-IgM	EA-IgG	EBNA
未感染	-	-	-	-
初感染（IM）	+	+	-/+	-
既感染	+	-	-/+	+
再活性化	++	-/+	++	-/+/++

この 2 つを注目

17　無顆粒球症

　無顆粒球症とは好中球が低下し、易感染状態になっている状態を言います。血液疾患で顆粒球が減少したり、抗癌剤で好中球が減少したりするものもありますが、ここでは他の薬剤などで生じるものを示します。

　よくあるのは抗甲状腺薬であるメルカゾールや虚血性心疾患などで使用されるチクロジピン、炎症性腸疾患で使用するサラゾスルファピリジンなどがあります。

　ほか、抗不整脈薬や抗けいれん薬、頻度は別としてよく処方されるためにプロトンポンプインヒビターや解熱鎮痛剤でも見られます。

　抗癌剤治療でも同じですが、原因薬剤を除去し対症療法を行って回復を待つのが基本方針です。

まとめ

　白血球疾患は血液内科の中心になります。各抗癌剤の経過と副作用を中心に押さえておきましょう。

9

出血・凝固系疾患

- ☑ 出血性疾患には、血小板が低下する疾患と凝固異常を起こす疾患に分けられます。

- ☑ 凝固系疾患は血栓素因を中心に外来で診ることが多いです。

- ☑ まず、ITP と TTP・後天性血友病を押さえておきましょう。

1 特発性（免疫性）血小板減少性紫斑病

　特発性血小板減少性紫斑病（ITP）は自己抗体により血小板減少が生じる疾患です。既出の抗体が関与する疾患同様、治療はステロイド剤が中心になります。

　血小板数が2万/μl未満になった場合、最初に行われる治療はステロイド剤による治療ですが、二次治療として TPO 受容体作動薬やリツキシマブ、脾臓摘出術などが行われます。特に TPO 受容体作動薬が出てきてからは、ステロイド剤から早期に減量する患者さんも出てきております。

　大出血時や発症早期に入院することがありますので、疾患の理解は重要です。

ITP
ITP は血小板に対する自己抗体が原因の疾患です。血小板の破壊の亢進と巨核球の成熟障害が起きています。若年では女性に多く、高齢になると性差はなくなってきます。症状は鼻出血や口腔内出血、点状出血が多いです。

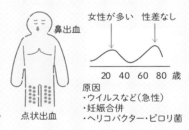

原因
・ウイルスなど（急性）
・妊娠合併
・ヘリコバクター・ピロリ菌

ITP の診断
診断は基本的に除外診断になります。すなわち血小板減少を起こす他の疾患を除外するわけですが、基本的に骨髄検査で巨核球は減少していないことは重要な所見です。

> 原則として除外診断！
> 血小板減少を起こす他の疾患を除外すること
>
> 1. 血小板減少はあるが、白血球・赤血球・凝固系は正常
> 2. 骨髄検査で他疾患ではなく、巨核球は正常〜増加（＝巨核球が血小板を作ろうとしている！）

ITP 治療の考え方

血小板数が **2 万 /μL 未満**になるまでは出血死の頻度が健常人と変わらないため、ステロイドの副作用の方がメリットより高くなってしまいます。そのためステロイド剤開始の基準は血小板数 2 万 /μL とされています。

ただし、ピロリ菌が陽性の場合は除菌を行います。イタリアと日本の両国以外ではあまり言われていませんが、この 2 つの国ではピロリ菌除菌により 40% の患者さんで血小板が増加するとされています。

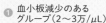

❶ 血小板減少のあるグループ（2～3万/μL）

血小板正常

脳出血、致命的消化管出血などの頻度に差がない＝血小板2～3万/μLは経過観察可能

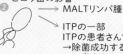

❷ ピロリ菌の影響
→ MALTリンパ腫
→ ITPの一部
ITPの患者さんでH.pylori陽性
→除菌成功すると40%
　の患者さんで血小板上昇

❸ ただし
・鼻血が止まらない
・少ない血小板が消耗性に減少する時は注意

ITP の治療戦略

①B 細胞
ステロイドによって B 細胞の抗体産生抑制。治療抵抗性なら**リツキシマブ**。

②巨核球の成熟障害
TPO 受容体作動薬で巨核球を増やし血小板産生をあげる。

③脾摘
血小板破壊の場である**脾臓**を摘出。

④マクロファージ
大量ガンマグロブリン療法で、血小板を破壊するマクロファージの Fc 受容体を防ぐ。

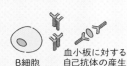

B細胞　血小板に対する自己抗体の産生

自己抗体が成長障害を引き起こす

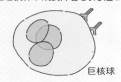

巨核球

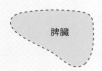

脾臓

2 血栓性血小板減少性紫斑病

　血栓性血小板減少性紫斑病（TTP）は溶血性貧血と血小板減少を見たら疑わなくてはならない疾患の1つです。治療が遅れると死亡する率が高く、2週間で90%とされています。

　原因はADAMTS13というvon willbrand因子（血小板を引っ付ける糊）のマルチマー（複合体）を切断し、不活化させる酵素に対する抗体です。ADAMTS13は血管内皮などから産生され、血管が切れるとその場所の血管内皮がなくなるためADAMTS13が減少し、血小板が凝集し始めます。ところが自己抗体でADAMTS13がなくなるため、全身の血管で血小板が凝集し、血栓ができていきます。全身で血小板が消費され、血栓ができるために血流が悪化して脳梗塞のような症状が起きたり、腎機能が悪化したり……。血栓で溶血してしまい、破砕赤血球ができてきます。

　1つ大事なことがあり、この疾患では血小板が減少していても血小板輸血は禁忌です。入れた血小板が血栓症の原因となるからです。血栓傾向を改善させれば血小板は上昇しますので、基本的に血漿交換を行うことが最重要です。ステロイドやリツキシマブも大事ですが、即効性は血漿交換です。

TTP の症状

TTP は溶血性貧血と血小板減少を見たら疑って動きます。5徴と言われる発熱や腎障害、動揺性精神症状が出てからの治療では難渋します。血小板を加えると血栓が増えるので血小板輸血は禁忌です（HITの時も同様です）。

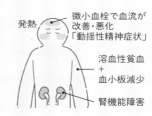

発熱　微小血栓で血流が改善・悪化「動揺性精神症状」

溶血性貧血＋血小板減少

腎機能障害

病態：ADAMTS13 に対する自己抗体

von willbrand 因子（血小板を引っ付ける糊）のマルチマー（複合体）を切断し、不活化させる酵素 ADAMTS13 に対する自己抗体によって、ADAMTS13 がなくなるので、vWF マルチマーが不活化されず、全身の血管で血小板が凝集し、血栓ができていきます。

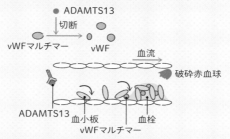

抗ADAMTS13抗体がADAMTS13を消費
→vWFマルチマーが細分化されない
→vWFが血小板を捕まえて血栓に
→血栓多発　血小板↓↓

TTP の治療方針

治療方針は**ステロイド**やリツキシマブが入りますが、この疾患は緊急性が高いため物理的に抗体を除去し、ADAMTS13 を補充する目的で「血漿交換」を行います。

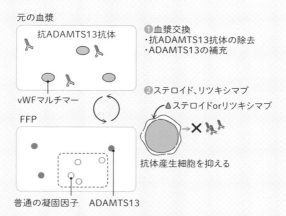

治療の経過

TTP の初期治療は血漿交換とステロイドです。効果が出たら血漿交換を終了し、落ち着いてきたらステロイドを減量していきます。ただ、再燃することも多く、その場合はリツキシマブを使用します。症状が軽い場合はFFP を多めに輸血するだけでも良いこともあります。

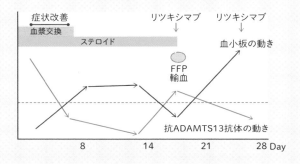

---

3 血友病・後天性血友病

　血友病は先天性の出血性疾患です。凝固 VIII 因子や IX 因子は凝固系を増幅させ、止血に向かわせる因子ですが、これが欠乏すると出血傾向が強くなります。先天性と異なり、凝固因子に対して自己抗体を作る疾患があります。それを後天性凝固因子欠乏症と総称し、特に第 VIII 因子に対する抗体を作っているものを後天性血友病と言います。

　APTT 単独延長が特徴で、内因系の増幅回路が働かないため、出血傾向の場合は第 VII 因子製剤、第 V 因子製剤などで止血をします。原因が自己抗体のためステロイド剤が第 1 選択で、第 2 選択はシクロホスファミドの併用、第 3 選択はリツキシマブになります。

表1 血友病のタイプ

タイプ	原因	人口
血友病 A	第 VIII 因子欠乏	約 5000 人
血友病 B	第 IX 因子欠乏	約 1000 人
後天性血友病	第 VIII 因子に対する自己抗体	100 万人あたり 1.5 人

症状・検査

後天性血友病は出血傾向・APTT 単独延長で疑い、**クロスミキシングテストやインヒビターの確認**で診断を確定します。

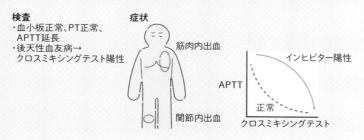

検査
・血小板正常、PT正常、APTT延長
・後天性血友病→クロスミキシングテスト陽性

症状
筋肉内出血
関節内出血

インヒビター陽性
APTT
正常
クロスミキシングテスト

治療

後天性血友病と診断がつけば速やかにステロイド剤などの治療を開始し、凝固因子の改善が認められるまで入院診療を継続します。出血死の頻度は約 10% であり、重篤な出血、もしくは持続的な出血があればバイパス製剤で止血を行います。

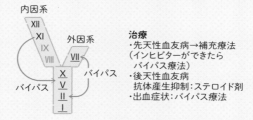

内因系
XII
XI
IX
VIII
外因系
VII
バイパス
X
バイパス
V
II
I

治療
・先天性血友病→補充療法
（インヒビターができたらバイパス療法）
・後天性血友病
　抗体産生抑制：ステロイド剤
・出血症状：バイパス療法

4 抗リン脂質抗体症候群

　抗リン脂質抗体症候群（APS）はリン脂質に対する抗体ができ、血栓傾向になる疾患です。リン脂質というのは細胞表面にあるので、血管内皮細胞が傷つき血栓ができやすくなります。ただし、検査としてはAPTTの延長を認め、血液内科に相談が来ます。検査所見はカルジオリピン抗体などを2回確認し、臨床所見が合えば確定になります。

　治療は血栓の予防ですが、抗リン脂質抗体症候群の患者さんは手術でリン脂質がむき出しになると全身で血栓傾向になることがあり（劇症型抗リン脂質抗体症候群：CAPS）、気を付ける必要があります。

診断
若年女性などで脳梗塞や習慣性流産を認めた場合に疑います。
症状があり、抗リン脂質抗体などが2回陽性になれば診断確定です。
治療は基本的に抗血栓療法を行います。血液内科での入院はほとんどありません。

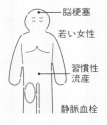

脳梗塞

若い女性

習慣性
流産

静脈血栓

診断基準
臨床所見
1. 血栓症
2. 妊娠合併症（習慣流産）
検査基準
1. 抗リン脂質抗体陽性
2. 抗カルジオリピン抗体陽性
3. 抗β_2グロコプロテイン抗体陽性
臨床所見と検査所見がそれぞれ1つ以上あること

5 ヘパリン起因性血小板減少症

　ヘパリン起因性血小板減少症（HIT）はヘパリン投与により血小板減少が引き起こされる疾患ですが、これは血小板活性化による消耗性の血小板減少です。

臨床診断

ヘパリンロックを含め、ヘパリン開始後に血小板減少が生じる疾患です。診断は医師がすればよいのですが、血小板減少に血栓傾向による多臓器不全が生じたらこの疾患を疑う必要がありますので、看護師も知っていてほしい疾患です。

	2 点	1 点	0 点
血小板減少	50%以上の低下	30 ～ 50% の低下	<30% の低下 最低値　1 万 /μL 未満
ヘパリン開始から血小板減少まで	5 ～ 10 日 ヘパリン使用歴があれば 1 日	10 日以降 or 時期不明など	ヘパリン投与歴がなくて、ヘパリン投与から 4 日以内の減少
血栓症	・血栓の新生 ・皮膚壊死 ・ヘパリン投与後の全身反応	・血栓の進行が再発 ・紅斑様の皮膚症状 ・血栓の疑いが強い	なし
血小板減少の原因	他になし	他の原因の可能性あり	他の原因あり

6 ～ 8 点なら可能性が高い→ HIT 抗体陽性→診断確定

病態

ヘパリン使用中に、ヘパリンと血小板第 4 因子の複合体に対する抗体ができ、血栓症が多発し、血小板減少、臓器障害が起きます。全身で血栓傾向になる疾患で、**血小板輸血は禁忌**になります。治療は**ヘパリン中止と抗トロンビン薬へ変更**することですが、血液内科というよりは他の診療科で発生することが多い疾患です。

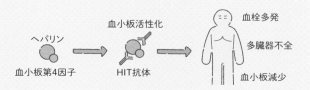

6 先天性プロテインS欠損症・欠乏症（など）

　あまり知られていないのですが、日本人は凝固因子を抑える機能が低下している人が多い人種です。中でもプロテインS欠損や欠乏は1.8%も存在するとされ、若年で血栓傾向になった患者さんでは注意が必要です。

表2　日本人の先天性プロテインS欠損症・欠乏症の頻度

疾患	頻度（%）
先天性プロテインS欠損症	1.8
先天性プロテインC欠損症	0.18
先天性アンチトロンビン欠損症	0.16

難病情報センター（https://www.nanbyou.or.jp/entry/2571）より

凝固制御因子の働き
若年の静脈血栓や肺塞栓症などの患者さんで、疑う必要があるのが凝固抑制因子の欠乏症です。日本人はプロテインS欠乏・欠損が比較的多いです。治療のために入院することはあまりありませんが、実は入院した患者さんがそうだったということはあると思います。知識として少し知っておくとよいと思います。

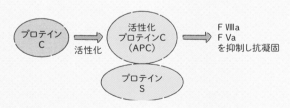

症状

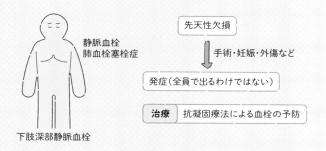

静脈血栓
肺血栓塞栓症

先天性欠損

↓ 手術・妊娠・外傷など

発症（全員で出るわけではない）

治療　抗凝固療法による血栓の予防

下肢深部静脈血栓

まとめ

　出血性疾患として頻度の高い ITP と死亡率の高い TTP、後天性血友病は理解しておく必要があります。

索引 index

略語一覧

5-HT3	5-hydroxytryptamine 3	セロトニン
AA	aplastic anemia	再生不良性貧血
ADAMTS 13	a disintegrin and metalloproteinase with a thrombospondin type 1 motif, member 13	
ADCC	antibody dependent cellular cytotoxicity	抗体依存性細胞傷害
ADL	activities of daily living	日常生活動作
AIDS	acquired immunodeficiency syndrome	後天性免疫不全症候群
AIHA	autoimmune hemolytic anemia	自己免疫性溶血性貧血
AITL	angioimmunoblastic T-cell lymphoma	血管免疫芽球性 T 細胞リンパ腫
ALCL	anaplastic large cell lymphoma	未分化大細胞リンパ腫
ALL	acute lymphoblastic leukemia	急性リンパ性白血病
AML	acute myeloid leukemia	急性骨髄性白血病
APC	activated protein C	活性化プロテイン C
APL	acute promyelocytic leukemia	急性前骨髄球性白血病
APS	anti-phospholipid antibody syndrome	抗リン脂質抗体症候群
APTT	activated partial thromboplastin time	活性化部分トロンボプラスチン時間
ATG	antithymocyte globulin	抗胸腺細胞グロブリン
ATLL	adult T-cell leukemia/lymphoma	成人 T 細胞白血病リンパ腫
ATO	arsenic trioxide	亜ヒ酸
ATP	adenosine triphosphate	アデノシン三リン酸
ATRA	all-trans-retinoic acid	全トランス型レチノイン酸
BCL-2	B-cell lymphoma-2	B 細胞性リンパ腫 -2
BiTE	bispecific T-cell engager	二重特異性 T 細胞誘導
BJP	Bence Jones protein	ベンスジョーンズ蛋白
BL	Burkitt lymphoma/leukemia	バーキットリンパ腫 / 白血病
BTK	Bruton's tyrosine kinase	ブルトン型チロシンキナーゼ
Ca	calcium	カルシウム
CAPS	catastrophic antiphospholipid syndrome	劇症型抗リン脂質抗体症候群
CAR	chimeric antigen receptor	キメラ抗原受容体
CBF	core binding factor	
CHL	classical Hodgkin lymphoma	古典的ホジキンリンパ腫
CLL/SLL	chronic lymphocytic leukemia/small lymphocytic lymphoma	慢性リンパ性白血病 / 小リンパ球性リンパ腫
CML	chronic myeloid leukemia	慢性骨髄性白血病
CMT	combined modality therapy	化学療法と放射線療法との併用療法
CR	complete response	完全奏効［完全寛解］
Cr	creatinine	クレアチニン
CRAB		高カルシウム血症（hypercalcemia）の C、腎障害（renal insufficiency）の R、貧血（anemia） の A、 骨病変（bone lesion）の B をつなげた造語。

dATP	deoxyadenosine triphosphate	デオキシアデノシン三リン酸
dCTP	deoxycytidine triphosphate	デオキシシチジン三リン酸
dGTP	deoxyguanosine triphosphate	デオキシグアノシン三リン酸
DIC	disseminated intravascular coagulation	播種性血管内凝固症候群
DLBCL	diffuse large B-cell lymphoma	びまん性大細胞型 B 細胞リンパ腫
dTTP	deoxythymidine triphosphate	デオキシチミジン三リン酸
EA	early antigen	
EBNA	EBV nuclear antigen	
EBV	Epstein-Barr virus	エプスタイン - バーウイルス
EF	ejection fraction	駆出率
EPO	erythropoietin	エリスロポエチン
ET	essential thrombocythemia	本態性血小板血症
FFP	fresh frozen plasma	新鮮凍結血漿
FISH 法	fluorescence in situ hybridization 法	蛍光 in situ ハイブリダイゼーション法
FL	follicular lymphoma	濾胞性リンパ腫
FLIPI	follicular lymphoma international prognostic index	濾胞性リンパ腫国際予後指標
G-CSF	granulocyte colony stimulating factor	顆粒球コロニー刺激因子
GELF	groupe d'Etude des lymphomes folliculaires	
GVHD	graft versus host disease	移植片対宿主病
GVL 効果	graft versus leukemia effect	移植片対白血病効果
Hb	hemoglobin	ヘモグロビン
HDAC	histone deacetylase	ヒストン脱アセチル化酵素
HDAC	high dose cytarabine	大量シタラビン療法
HHV-6	human herpesvirus 6	ヒトヘルペスウイルス 6 型
HIT	heparin-induced thrombocytopenia	ヘパリン起因性血小板減少症
HL	Hodgkin lymphoma	ホジキンリンパ腫
HLA	human leukocyte antigen	ヒト白血球抗原
HSC	hematopoietic stem cell	造血幹細胞
HTLV-1	human T-cell leukemia virus type I	ヒト T 細胞白血病ウイルス 1 型
IDA	iron deficiency anemia	鉄欠乏性貧血
IgA	immunoglobulin A	免疫グロブリン A
IgG	immunoglobulin G	免疫グロブリン G
IgH	immunoglobulin heavy chain	免疫グロブリン重鎖
IgM	immunoglobulin M	免疫グロブリン M
IMiDs	immunomodulatory drugs	免疫調整薬
IPI	international prognostic index	国際予後指標
IPS	international prognostic score	国際予後スコア
IPSS	international prognostic scoring system	国際予後スコアリングシステム
IPSS-R	revised international prognostic scoring system	改訂国際予後スコアリングシステム
ISS	international staging system	国際病期分類

ITP	immune thrombocytopenia	免疫性血小板減少性紫斑病
ITP	idiopathic thrombocytopenic purpura	特発性血小板減少性紫斑病
JAK	Janus kinase	ヤヌスキナーゼ
JALSG	Japan adult leukemia study group	日本急性白血病研究グループ
L-Asp	L-Asparaginase	L-アスパラギナーゼ
LBL	lymphoblastic lymphoma	リンパ芽球性リンパ腫
LDH	lactate dehydrogenase	乳酸脱水素酵素
LPL/WM	lymphoplasmacytic lymphoma/ Waldenström's macroglobulinemia	リンパ形質細胞性リンパ腫/ワルデンストレームマクログロブリン血症
MA	megaloblastic anemia	巨赤芽球性貧血
mab	monoclonal antibody	モノクローナル抗体
MALT	mucosa-associated lymphoid tissue	粘膜関連リンパ組織
MCL	mantle cell lymphoma	マントル細胞リンパ腫
MCV	mean corpuscular volume	平均赤血球容積
MDS	myelodysplastic syndromes	骨髄異形成症候群
MDS/ MPN	myelodysplastic/ myeloproliferative neoplasm	骨髄異形成症候群/骨髄増殖性腫瘍
MG	microglobulin	ミクログロブリン
MHC	major histocompatibility complex	主要組織適合遺伝子複合体
MIPI	Mantle cell lymphoma international prognostic index	マントル細胞リンパ腫国際予後指数
MM	multiple myeloma	多発性骨髄腫
MPN	myeloproliferative neoplasms	骨髄増殖性腫瘍
NAP	neutrophil alkaline phosphatase	好中球アルカリフォスファターゼ
NHL	non Hodgkin lymphoma	非ホジキンリンパ腫
PAOD	peripheral arterial occlusive disease	末梢動脈閉塞性疾患
PCR	polymerase chain reaction	ポリメラーゼ連鎖反応
PD	progressive disease	進行
PD-1	programmed cell death 1	
PDGFR	platelet-derived growth factor receptor	血小板由来増殖因子受容体
Ph 染色体	Philadelphia 染色体	フィラデルフィア染色体
PI	proteasome inhibitor	プロテアソーム阻害薬
PIT	prognostic index for PTCL-U	
PLT	platelet	血小板数
PMF	primary myelofibrosis	原発性骨髄線維症
PNH	paroxysmal nocturnal hematuria	発作性夜間血色素（ヘモグロビン）尿症
PNP	purine nucleoside phosphorylase	プリンヌクレオシドホスホリラーゼ
PR	partial response	部分奏効［部分寛解］
PRCA	pure red cell aplasia	赤芽球ろう
PS	performance status	パフォーマンスステータス
PT	prothrombin time	プロトロンビン時間
PT INR	PT international normalized ratio	プロトロンビン時間国際標準比
PTCL	peripheral T-cell lymphoma	末梢性T細胞リンパ腫

PTCL-NOS	peripheral T-cell lymphoma, not otherwise specified	末梢性 T 細胞リンパ腫 - 非特定型
PV	polycythemia vera	真性多血症
QOL	quality of life	人生の質
R-IPI	revised international prognostic index	修正国際予後指標
R-ISS	revised-ISS	改訂国際病期分類
RAEB	refractory anemia with excess blasts	芽球増加を伴う不応性貧血
SD	stable disease	安定
sIL-2R	soluble interleukin 2 receptor	可溶性インターロイキン 2 受容体
SOS	sinusoidal obstruction syndrome	類洞閉塞症候群
ST 合剤	sulfamethoxazole-trimethoprim 合剤	スルファメトキサゾール・トリメトプリム合剤
TACO	transfusion-associated circulatory overload	輸血関連循環過負荷
TBI	total body irradiation	全身放射線照射
TBM	tingle body macrophage	胚中貪食組織球
TIBC	total iron binding capacity	総鉄結合能
TKI	tyrosin kinase inhibitor	チロシンキナーゼ阻害薬
TMA	thrombotic microangiopathy	血栓性微小血管障害症
tPA	tissue plasminogen activator	組織型プラスミノゲンアクチベータ
TPO	thrombopoietin	トロンボポエチン
TPO-RA	thrombopoietin receptor agonist	トロンボポエチン受容体作動薬
TRALI	transfusion-related acute lung injury	輸血関連急性肺障害
TTP	thrombotic thrombocytopenic purpura	血栓性血小板減少性紫斑病
uPA	urokinase-type plasminogen activator	ウロキナーゼ型プラスミノゲンアクチベータ
VCA	viral capsid antigen	
VOD/SOS	veno-occlusive disease / sinusoidal obstruction syndrome	肝中心静脈閉塞症／類洞閉塞症候群
VWF	von Willebrand factor	フォン・ヴィレブランド因子

薬剤・レジメン

A-AVD	ブレンツキシマブ　ベドチン、ドキソルビシン、ビンブラスチン、ダカルバジン
A-CHP	ブレンツキシマブ　ベドチン、シクロホスファミド、ドキソルビシン、プレドニゾロン
ABVD	ドキソルビシン、ブレオマイシン、ビンブラスチン、ダカルバジン
AraC	シタラビン
Bd	ボルテゾミブ、デキサメタゾン
CHOP	シクロホスファミド、ドキソルビシン、ビンクリスチン、プレドニゾロン
CPM	シクロホスファミド
CsA	シクロスポリン A
CyBorD	シクロホスファミド、ボルテゾミブ、デキサメタゾン
DBd/DVd	ダラツムマブ、ボルテゾミブ、デキサメタゾン
DNR	ダウノルビシン

DRd/DLd	ダラツムマブ、レナリドミド、デキサメタゾン
EPOCH	エトポシド、プレドニゾロン、ビンクリスチン、シクロホスファミド、ドキソルビシン
ERd/ELd	エロツズマブ、レナリドミド、デキサメタゾン
ESHAP	エトポシド、メチルプレドニゾロン、シタラビン、シスプラチン
GDF	ゲムシタビン、デキサメタゾン、カルボプラチン
GDP	ゲムシタビン、デキサメタゾン、シスプラチン
GO	ゲムツズマブ　オゾガマイシン
ICE	イホスファミド、カルボプラチン、エトポシド
IDA	イダルビシン
IRd	イキサゾミブ、レナリドミド、デキサメタゾン
Kd	カルフィルゾミブ、デキサメタゾン
KRd	カルフィルゾミブ、レナリドミド、デキサメタゾン
MIT	ミトキサントロン
MPB	メルファラン、プレドニゾロン、ボルテゾミブ
mPSL	メチルプレドニゾロン
MPT	メルファラン、プレドニゾロン、サリドマイド
MTX	メトトレキサート
PAd	ボルテゾミブ、ドキソルビシン、デキサメタゾン
PBd	パノビノスタット、ボルテゾミブ、デキサメタゾン
PCD	ポマリドミド、シクロホスファミド、デキサメタゾン
Pd	ポマリドミド、デキサメタゾン
PSL	プレドニゾロン
R-CHOP	リツキシマブ、シクロホスファミド、ドキソルビシン、ビンクリスチン、プレドニゾロン
R-Hyper-CVAD/HD-MTX-AraC	リツキシマブ、シクロホスファミド、ビンクリスチン、ドキソルビシン、デキサメタゾン、メトトレキサート、シタラビン
RB	リツキシマブ、ベンダムスチン
RVd	レナリドミド、ボルテゾミブ、デキサメタゾン
VCAP-AMP-VECP	ビンクリスチン、シクロホスファミド、ドキソルビシン、プレドニゾロン - ドキソルビシン、ラニムスチン、プレドニゾロン - ビンデシン、エトポシド、カルボプラチン、プレドニゾロン
VCD	ボルテゾミブ、シクロホスファミド、デキサメタゾン
VCR	ビンクリスチン
VMP	ボルテゾミブ、メルファラン、プレドニゾロン
VRd	ボルテゾミブ、レナリドミド、デキサメタゾン

血液内科ナースのはじめかた
配属されたときに一番最初に読む本

2022年3月25日　　第1版第1刷 ©
2024年6月15日　　第1版第4刷

著 ……………… 渡邉純一　WATANABE, Junichi
発行者 ………… 宇山閑文
発行所 ………… 株式会社金芳堂
　　　　　　　　〒606-8425 京都市左京区鹿ケ谷西寺ノ前町34番地
　　　　　　　　振替　01030-1-15605
　　　　　　　　電話　075-751-1111（代）
　　　　　　　　https://www.kinpodo-pub.co.jp/
組版・装丁…… naji design
印刷・製本…… モリモト印刷株式会社

落丁・乱丁本は直接小社へお送りください. お取替え致します.

Printed in Japan
ISBN978-4-7653-1899-0